U0256478

产后恢复·塑形

主编 马良坤

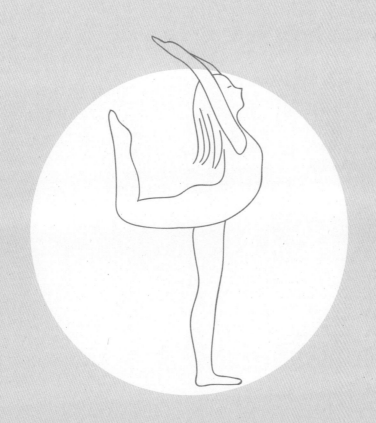

青岛出版社
QINGDAO PUBLISHING HOUSE

图书在版编目（CIP）数据

产后恢复·塑形 / 马良坤主编. -- 青岛：青岛出
版社，2021.4

ISBN 978-7-5552-9658-4

Ⅰ.①产… Ⅱ.①马… Ⅲ.①产褥期－妇幼保健－基
本知识 Ⅳ.① R714.6

中国版本图书馆 CIP 数据核字（2020）第 221587 号

《产后恢复·塑形》编委会

主　编	马良坤
副主编	刘　颖
编　委	石艳芳　张　伟　石　沛　王艳清　乔会根
	杨　丹　余　梅　李　迪　熊　珊

书　　名	产后恢复·塑形 CHANHOU HUIFU SUXING
主　　编	马良坤
出版发行	青岛出版社
社　　址	青岛市海尔路182号（266061）
本社网址	http://www.qdpub.com
邮购电话	0532-68068091
策划编辑	刘晓艳
责任编辑	袁　贞　郑万萍
封面设计	夏　琳
全案制作	悦然文化
内文图片	悦然文化　海洛创意
印　　刷	青岛名扬数码印刷有限责任公司
出版日期	2021年4月第1版　2021年4月第1次印刷
开　　本	16开（170mm×240mm）
印　　张	13
字　　数	180千
图　　数	357幅
书　　号	ISBN 978-7-5552-9658-4
定　　价	49.00元

编校印装质量、盗版监督服务电话：4006532017　0532-68068050

序

　　提前拜读了马良坤教授主编的这套"马良坤科学孕产育儿"系列丛书，心里着实为准备成为父母的年轻人感到高兴。现代社会，养育孩子早已不是简单的吃饱穿暖，父母都希望孩子得到最好的照顾。而备孕、怀孕、分娩、育儿确实不是大家想象得那样简单，需要掌握很多的专业知识。第一次做父母的年轻人，往往缺乏专业知识和实践经验，面对网络上真假难辨的孕产育儿信息，难免会无所适从。

　　马良坤教授主编的这套孕产育儿图书共六本，包括《备孕·怀孕》《胎教·抚触》《分娩·坐月子》《产后恢复·塑形》《母乳·辅食》《护理·早教》，介绍了年轻父母所需要的从备孕、怀孕到育儿的先进理念和科学养育方法。书中细致地阐述了备孕的注意事项、孕期的营养和运动方案、分娩时和月子期的科学应对、产后恢复的方法，以及婴幼儿的喂养、护理和早期教育方法等，其中介绍的许多操作方法简便又实用，使年轻父母可以获取一些解决问题的捷径。

　　马良坤教授既是一位具有丰富临床经验的妇产科医生，又是一位二胎妈妈，她清楚地知道年轻父母在面临生育问题时有怎样的困扰，也懂得如何有效地去解决这些问题。在忙碌的临床工作之余，马良坤教授还能抽出时间做科普工作，我相信她是带着一份为"推进健康中国建设，提升国民健康水平"而努力的使命感的。

　　真诚地希望读者能从这套孕产育儿图书中获益，也祝福大家都能拥有幸福美满的家庭！

黄正明

中国医药教育协会会长

联合国生态生命安全科学院院士

解放军总医院第五医学中心教授、博士生导师

前言

怀胎十月，一朝分娩，初为人母的喜悦溢于言表。然而，宝宝的到来也让妈妈的身体和心理发生了重大变化，产后乳腺炎、产后肥胖、产后贫血、产后抑郁、乳房下垂、腰酸背痛……一系列的问题让妈妈在喜悦之余多了一层烦恼，也让家庭的幸福指数直线下降。所以，妈妈做好产后恢复和塑形至关重要。

那么，产后妈妈如何才能尽快恢复身体，重塑身材呢？针对这一重要问题，我们编写了这本《产后恢复·塑形》。本书由北京协和医院妇产科马良坤大夫主编，集专业性、科学性、实用性和权威性于一体，为产后妈妈的恢复、塑形提供全面、合理的指导和建议。

书中不仅包含顺产妈妈和剖宫产妈妈容易出现的各种问题，还给出了解决方案，更有产后逐天、逐周、逐月恢复的精细指导；不仅有按不同阶段制订的产后运动指导方案，还有针对身体不同部位进行锻炼的科学建议，可以帮助妈妈尽快恢复正常体形。

我们真心希望每一位妈妈都能抓住产后黄金期，轻松恢复好体态，改善体质，养好气色，瘦出曲线。

目录

CONTENTS

第1章 生完孩子
你的身体急需恢复

第2章 产后0~6个月
逐天、逐周、逐月恢复

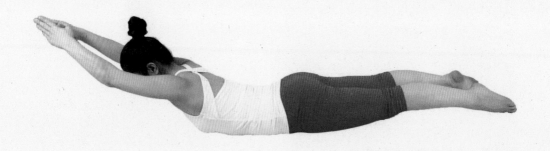

第3章 产后呵护乳房
实现奶多不下垂

第4章 产后子宫恢复
重塑健康抗衰老

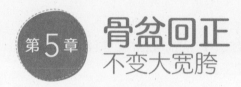

第5章　骨盆回正
不变大宽胯

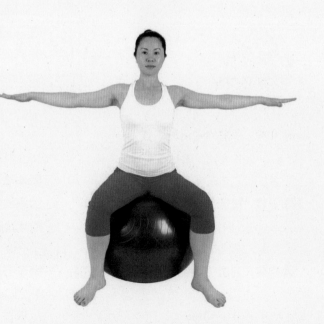

第6章 **预防和调理产后不适**
产后不落病

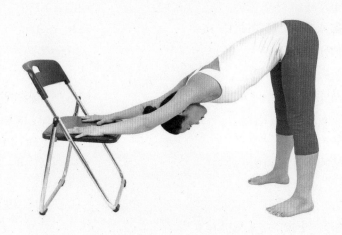

第7章 产后塑形
带你重塑健康好身材

第1章

生完孩子

你的身体急需恢复

产后女性的身体变化

女性在怀孕期间和分娩后身体会发生很大的变化，虽然这些变化大部分是暂时的，但全面系统地了解身体出现的这些变化，能帮助自己更好地恢复身体。

子宫

分娩后子宫快速收缩成前后略扁、胎头大小的球形，之后随着子宫肌纤维的缩复，充血和水肿症状消退，子宫慢慢缩小。刚分娩完，子宫底立即降至脐下1横指，1天后略上升至脐平，以后每天下降1~2厘米，产后10天，子宫入盆。

产后第1周	子宫的重量减至500克
产后第2周	子宫的重量减至300克
产后第6周	恢复正常子宫的重量，50~70克

分娩时胎盘和胎膜会从蜕膜海绵层外部与子宫壁分离而被娩出，存留的蜕膜组织随着恶露排出体外，基底部则形成新的子宫内膜功能层。产后第3周，除胎盘附着部位外的宫腔表面均由新生内膜覆盖，胎盘附着部位的子宫内膜需到产后第6周才能修复。

胎盘娩出后的宫颈外口呈环状，像袖口一样。产后2~3天宫口仍可容纳2指，产后1周宫颈内口关闭、宫颈管复原，产后4周宫颈恢复至孕前状态。

乳房

产后，宝宝吮吸乳头，刺激妈妈的垂体不断分泌催乳素，乳汁越来越多，乳房也会变大、变重，甚至出现下垂。哺乳期须做好乳房护理，如果护理不当，很容易引发乳腺炎。

关节

怀孕期间腰部和腿部的负重大大增加，加上产后韧带没有恢复，很容易出现腰部酸痛、腰膝无力。

骨盆

　　骨盆的韧带、肌肉等在怀孕期间会变得松弛。分娩时，为了让胎儿顺利通过，骨盆最大限度地打开，这很可能会拉伤关节、韧带和肌肉，也容易使关节部位牵拉、碰挫、扭转，从而导致骨盆变形。这些变化一般在产褥期会慢慢恢复。

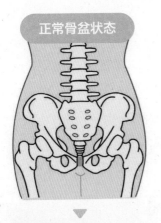

正常骨盆状态

耻骨联合正常
大腿骨向下、向内收
骨盆出口面积狭小
臀部紧实

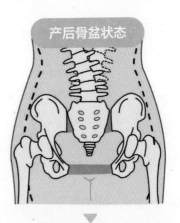

产后骨盆状态

耻骨联合分离
大腿骨几乎平行
骨盆出口面积变大
臀部变大

阴道和会阴

　　分娩时阴道扩张，分娩后阴道口松弛，阴道黏膜水肿，阴道壁肌肉弹性变差。分娩时可能出现会阴撕裂或侧切，一般缝合后 3~5 天就能愈合。

泌尿系统

　　分娩时胎宝宝会挤压妈妈的膀胱，引起膀胱黏膜充血水肿，进而导致膀胱对尿液刺激的敏感性下降，加上外阴疼痛使妈妈不愿意用力排尿，可能会出现一过性尿潴留。另外，怀孕期间潴留在体内的水分也会在产后的前几天以尿液的形式排出体外，因此产后第 1 周会出现排尿次数增加的情况。

消化系统

产后几天，胃肠肌张力较低，妈妈会出现食欲下降。加上运动量不足，肠蠕动减弱，很容易出现便秘。一般情况下，消化功能会在产后1~2周逐渐恢复正常。

皮肤

怀孕期间，随着胎儿的长大，腹部不断隆起，腹部皮肤的弹力纤维可能会被拉伤、拉断，产生极难消除的妊娠纹。产后腹部皮肤松弛、下垂，需要较长时间才能恢复，妊娠纹会逐渐变为灰白色或银白色。

身材

怀孕和坐月子期间，为了满足营养需求，妈妈会补充很多营养，而且随着体内激素的变化，肠胃蠕动变慢，再加上运动量减少，多余的脂肪无法代谢掉，很容易让妈妈出现产后肥胖。

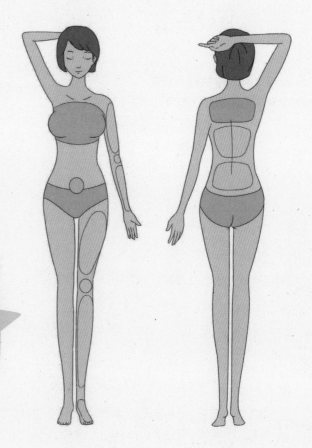

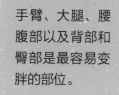

手臂、大腿、腰腹部以及背部和臀部是最容易变胖的部位。

第2节

产后肥胖

　　大多数妈妈产后体重会比孕前增加不少，产后肥胖令妈妈们烦恼不已。了解产后肥胖，积极应对，才能更快地恢复体形。

　　产后肥胖和孕期肥胖有一定的关系。怀孕期间妈妈增加的体重，是由多方面的原因形成的。有些重量会在分娩后消失，有些则不会。那么这些重量是从哪里来的呢？

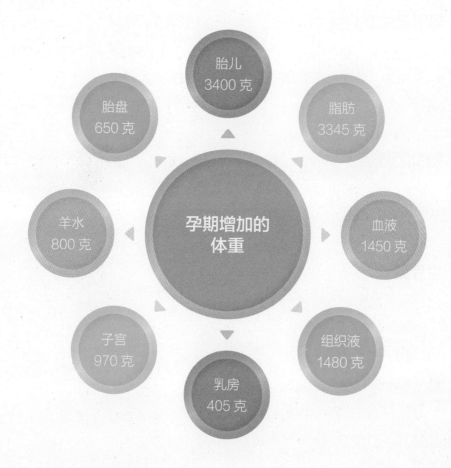

胎儿 3400 克

脂肪 3345 克

胎盘 650 克

孕期增加的体重

羊水 800 克

血液 1450 克

子宫 970 克

组织液 1480 克

乳房 405 克

产后肥胖的危害

产后肥胖不仅影响体形，还会引发疾病。

·易引发"三高"

肥胖的妈妈易出现"三高（高血压、高血糖、高血脂）"，患高血压等心血管疾病、血脂异常、糖尿病的概率会增加。

·心理伤害

肥胖不仅不利于身体健康，还会让妈妈出现自卑、抑郁等心理问题。

·易引起关节病变

肥胖会增加膝关节的负重，容易引发关节病变，出现膝关节疼痛等症状。

·影响肺功能

腹部脂肪堆积使腹内压增大，影响了胸廓和膈肌的运动，易引起限制性通气功能障碍。

·易引起脂肪肝

肥胖，尤其是腹部肥胖的人更容易引发脂肪肝。

·易疲劳

过多的脂肪给身体增加了负担，肥胖的人更容易疲劳。

·易受外伤

肥胖的人往往动作不够灵活，加上下肢关节负担重，更容易出现扭伤、骨折等外伤。

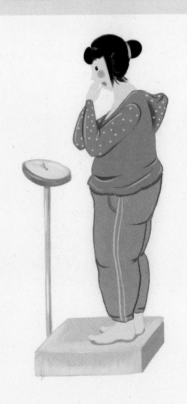

预防肥胖的 9 种好习惯

1 饮食要清淡

口味重的食物容易下饭，但是无形中也让人们摄入过多的热量，所以日常的饮食要清淡。

2 吃饭要专心

吃饭就要专心致志，不要在吃饭时看电视、聊天、玩手机，因为这些事情会在不知不觉中延长吃饭时间，导致进食过量。

3 细嚼慢咽

细嚼慢咽不仅能提高营养的吸收率，还容易产生饱腹感，从而减少进食量。

4 选择健康零食

要少吃膨化食品，尽量选择蔬菜和水果当零食，如苹果、番茄、黄瓜等。

5 适量多吃富含膳食纤维的食物

膳食纤维能增加饱腹感，减少热量摄入，有助于控制体重。日常生活中，应多食芹菜、玉米、红薯等食物。

6 改变烹饪方法

在日常烹饪方法中，油煎、油炸、焗、红烧、爆炒等用油较多，而炖、蒸、汆、拌等烹调方法，一般用油量较少，有的可完全不用油，同样能使菜肴味道鲜美。例如清蒸鱼，仅放少许油，味道就非常鲜美。善用不粘锅、微波炉、烤箱、焖烧锅、炖锅、电饭锅等，这些锅具在烹调时并不需要太多的油。肉类食物烹调前去掉皮、肥肉等，也可减少脂肪的摄入。

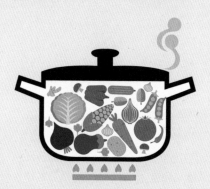

7 记下自己的进步

计步器、心率监控器和秒表能够帮助妈妈详细地记录自己运动了多久，跑了或走了多远、多快，燃烧了多少热量，并对比前面自己的进步有多大，给妈妈带来成就感。不妨用这些工具或手机软件来挑战自己，帮助自己保持运动量。

8 适时奖励自己

当减肥取得一定成效时，不妨给自己一个小小的奖励，如买件新衣服、看场电影等，给自己增加点信心和动力。

9 每天喝足水

喝水不仅可控制食欲，还有助于体内脂肪的代谢。

健康饮水时间

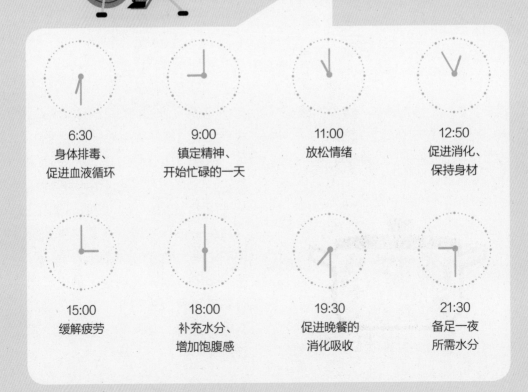

6:30	9:00	11:00	12:50
身体排毒、促进血液循环	镇定精神、开始忙碌的一天	放松情绪	促进消化、保持身材

15:00	18:00	19:30	21:30
缓解疲劳	补充水分、增加饱腹感	促进晚餐的消化吸收	备足一夜所需水分

产后恢复的基本原则

**产后
第1周** ▶ 分娩后的妈妈身体虚弱，恶露大量排出，肠胃功能很弱，饮食应以清淡、易消化的食物为主。身体健康、顺产的妈妈可在产后6~12小时进行轻微活动，第2天可在室内随意走动。剖宫产的妈妈在拔尿管后可轻微活动。

**产后
第2周** ▶ 食欲明显好转，伤口渐渐愈合。顺产妈妈可以做简单的产褥操，帮助子宫收缩和恶露排出。

**产后
第3周** ▶ 妈妈的身体进一步恢复，一般只要调理得当，奶水就会充足，且质量趋于稳定。顺产的妈妈可以做整套的产褥操，侧切的伤口已经没有明显的疼痛感了。剖宫产妈妈的伤口可能还会疼痛，活动要根据自身的情况来定。

**产后
第4周** ▶ 肠胃功能慢慢恢复正常，但不要吃太多，避免加重肠胃负担。坚持进行产褥操锻炼，促进阴道、子宫、腹肌和盆底肌的恢复。产后第1个月不可进行会增加腹压的运动，如仰卧起坐、深蹲等。

产后第 2 个月

以高膳食纤维、高蛋白、低脂的食物为主，这样在控制体重的同时又不影响哺乳。产后 42 天要进行健康检查，如果盆底没有过度损伤、没有脏器脱垂症状，可以恢复正常运动。

产后第 3 个月

不可吃太多饼干、糕点、冰激凌等零食，多吃一些富含膳食纤维的食物，如芹菜、菠菜、燕麦等。制订运动瘦身计划，规律健身，塑造优美体形。

产后第 4 个月

选择增加饱腹感的食物可以帮助瘦身，但要保证摄入足够的营养，不要影响哺乳。坚持运动瘦身计划。

产后第 5 个月

循序渐进地加大运动强度，有针对性地对腹部、腰部、腿部、背部、手臂等肥胖部位进行锻炼。哺乳期的妈妈要保证营养均衡，不可节食减肥。

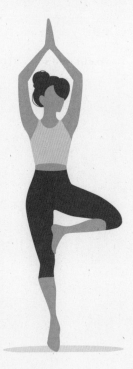

产后第 6 个月

产后第 6 个月新陈代谢基本恢复正常，这是产后瘦身的黄金期，要注意饮食均衡，避免摄入过多高热量的食物，适当增加运动量，健美操、游泳等运动项目都是不错的选择。

第4节

科学饮食，助力产后恢复

五大饮食原则

·原则一： 控制食量

　　产后吃过量的食物会让妈妈肥胖，对产后恢复也没益处。如果妈妈产后需要哺乳，可以适当增加食量。

·原则二： 种类丰富

　　增加摄入的食物种类，荤素搭配着吃，这样营养才能更全面均衡。

·原则三： 补足水分

　　大多数妈妈产后要哺乳，分泌乳汁需要大量的水分，所以一定要增加水分的摄入，流质食物是很好的选择，如汤、粥等。

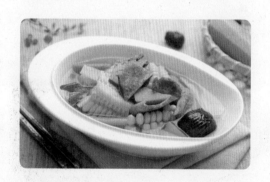

·原则四： 烹煮软烂

　　产后妈妈的消化功能较弱，食物宜烹煮得软烂一些。且很多妈妈产后会有牙齿松动的情况，应避免食用过硬的食物。

·原则五： 少食多餐

　　坐月子期间，妈妈肠胃功能较弱，不宜一次进食太多，可少食多餐。除了正常的一日三餐外，应在两餐之间适当加餐，以促进肠胃功能的恢复。

科学喝汤

哺乳期妈妈需要摄入充足的水分，而喝汤是妈妈们补水和催乳的一个重要方式。但汤水的营养密度不是很高，过量喝汤会影响其他食物如主食和肉类的摄入，造成贫血等营养问题，因此，喝汤应注意以下几个方面。

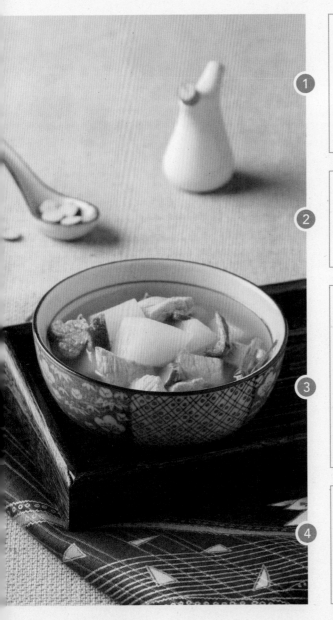

1 饭前别喝太多汤

饭前喝汤会使食量减少，对于需要补充营养的哺乳期妈妈来说，应该增加食量而不是减少食量，所以饭前别喝太多汤。建议哺乳期妈妈在两餐之间给宝宝喂奶后喝一碗汤。

2 喝汤的同时还要吃肉

肉汤的营养成分大约只有肉的 1/10，为了满足妈妈和宝宝的营养需求，推荐大家喝汤也吃肉。

3 别喝太多油腻的汤

脂肪太多的汤口感会腻，会影响妈妈的食欲，还会引起宝宝腹泻。喝汤前，可以先将上面的一层油脂撇掉。此外，还应注意选择一些脂肪含量较低的肉类煲汤，如鱼肉、瘦猪肉、瘦牛肉、去皮的禽肉等，也可以喝一些蛋花汤、豆腐汤、蔬菜汤。

4 喝适合哺乳妈妈的营养汤

产褥期妈妈煲汤时可以加入对补气血有帮助的食材，如红枣、红糖、猪肝等；还可以加入对催乳有帮助的食材，如黄豆、猪蹄、花生等。

第 2 章

产后 0~6 个月

逐天、逐周、逐月恢复

第 1 节

产后第 1 天

日常生活

· 密切关注出血量

妈妈刚刚经历分娩，身体非常虚弱，这时要密切关注出血量，尤其是在分娩后的 2 小时，80% 的产后大出血出现在这个时段。顺产妈妈 24 小时内出血量达到 500 毫升就可以诊断为产后出血。剖宫产妈妈产后 24 小时内出血量达到 1000 毫升就可以诊断为产后出血。产后出血严重者会导致休克和弥散性血管内凝血，甚至死亡。

导致产后出血的原因主要有子宫收缩乏力、软产道裂伤、胎盘残留等。一般胎盘会在胎儿娩出后 15 分钟内娩出，若 30 分钟后仍不娩出，就可能导致出血。另外，任何原发或继发的凝血功能异常均会造成产后出血，不管哪种原因引起的产后出血，均可能导致严重后果。因此，一旦发现产后出血较多，一定要及时告知医生。

· 监测产后体温

妈妈经历分娩后，身体过于疲乏，体温可能会在 24 小时内达到 37.5℃，之后会慢慢恢复正常。有些妈妈会出现涨奶，这也可能导致发热，但只要乳汁顺利排出，体温也会降下来。一旦发现体温超过 38℃，就要及时通知医生。

如果妈妈出现高热不退，很可能是产褥感染导致的。乳房、产道、泌尿系统的感染等都可能引发产褥热，需要及时治疗，避免引发更严重的腹膜炎和脓毒血症等。

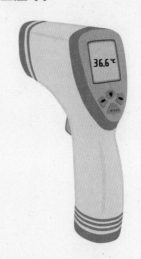

·温水擦浴

分娩后第1天，妈妈身体虚弱，容易出虚汗，但并不适合洗澡，可以用温水擦浴，之后要穿上干净、舒适、厚薄合适的衣服。

·产后6~8小时要排尿

顺产的妈妈产后第一次排尿很重要。分娩过程中膀胱受到挤压，分娩后盆底肌肉和腹部肌肉变得松弛，容易造成膀胱敏感度降低，这就会出现膀胱里有尿却没有尿意的情况。

如果尿液不及时排出，胀大的膀胱就会影响子宫收缩，容易诱发产后出血。所以妈妈要在产后6~8小时内排尿。排尿时要放松，不可太过紧张。如果产后排尿困难，可以用下面3个方法帮助排尿。

1 按摩法：双手放在下腹部，按摩10~20次，然后手掌向膀胱底部慢慢推移按压，持续1~3分钟即可。

2 热敷法：用热水袋或热毛巾敷在下腹和尿道口，同时按摩，持续15~30分钟。

3 诱导法：打开水龙头，用流水声诱导尿感。

·侧切伤口护理

侧切虽然是个小手术，但术后也会有疼痛感，也可能会出现感染，所以一定要对伤口进行护理。建议每天用流动的温水对外阴进行清洗，最少两次，大便后也要冲洗。注意要从前往后冲洗，否则肛门处的细菌可能导致伤口感染。冲洗完要用干净的毛巾擦拭，注意也要从前往后擦。另外，要勤换卫生护垫和内裤，保持外阴干燥，避免感染。

马大夫贴心话

减轻会阴疼痛有妙招

1. 如果伤口在右侧，则左侧躺；如果伤口在左侧，则右侧躺。

2. 用半导体激光或小剂量紫外线等照射伤口，可促进伤口愈合，减轻疼痛。

·剖宫产术后去枕平躺

剖宫产的妈妈要在产后6小时内去枕平躺，头侧向一边。这样可以防止恶心、头痛等颅内低压症状的出现。

·谨防剖宫产伤口缝线断裂

剖宫产的妈妈要注意预防伤口缝线断裂，打喷嚏、咳嗽等都有可能撕扯伤口，如果妈妈出现咳嗽等情况，要用手按压住伤口两侧，以防伤口崩开。

健康饮食

· 顺产产后饮食注意事项

产后第 1 餐以稀、软为主

产后第 1 天，妈妈肠道功能很弱，胃口不佳，第 1 餐应以稀、软、清淡为主，可以吃一些营养丰富、易消化的食物，例如蛋花汤、糖水煮荷包蛋、藕粉等。

一天5~6餐

产后妈妈的肠胃功能没有恢复，一顿不要吃太多，一天可以吃5~6餐，这样能减轻胃肠道负担。

· 剖宫产产后饮食注意事项

禁食禁水，待排气后再进食

剖宫产的妈妈应在术后6小时内禁食禁水。剖宫产手术刚结束时，麻醉剂的药效没有完全消失，身体反应低下，加上手术中肠道受到刺激，蠕动缓慢，此时进食容易引发呕吐。只有排气了才可以进食。如果口干，可以用棉签蘸温开水擦拭嘴唇。

排气后，应以营养高、易消化的流食为主，但不要吃容易产气的食物，小米汤、鸡蛋羹、藕粉等都是不错的选择。此时饮食宜温热，即使是水果也不要吃凉的。另外，产后不能过早食用浓鲫鱼汤、鸡汤等油腻汤类和催乳食物。

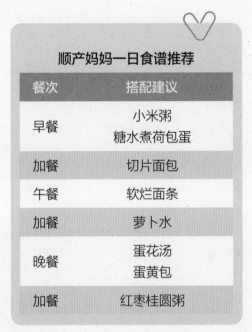

顺产妈妈一日食谱推荐

餐次	搭配建议
早餐	小米粥 糖水煮荷包蛋
加餐	切片面包
午餐	软烂面条
加餐	萝卜水
晚餐	蛋花汤 蛋黄包
加餐	红枣桂圆粥

剖宫产妈妈一日食谱推荐

餐次	搭配建议
早餐	蒸蛋羹
加餐	冲藕粉
午餐	花生红枣小米粥
加餐	藕粉粥
晚餐	小米汤
加餐	丝瓜蛋汤

· 食谱推荐

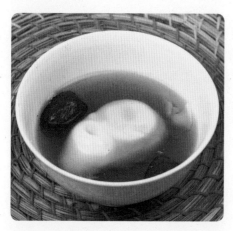

糖水煮荷包蛋

材料 鸡蛋1个，红糖20克，红枣2枚。

做法

1 红枣洗净，去核。

2 锅置火上，放入红糖、红枣和适量清水，打入鸡蛋，煮约10分钟即可。

功效

糖水煮荷包蛋可以起到疗虚进补的作用。

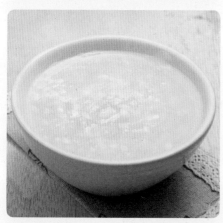

藕粉粥

材料 藕粉、大米各25克。

做法

1 大米洗净，放入锅中煮粥。

2 大米煮烂后加入藕粉，调匀即可。

功效

藕粉有健脾、滋阴、补血的作用，非常适合产后食用；大米有补中益气、健脾和胃的功效，二者同食可帮助妈妈健脾益胃、滋阴补血。

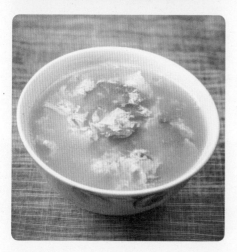

丝瓜蛋汤

材料 鸡蛋1个，丝瓜50克。

调料 盐1克。

做法

1 鸡蛋打散；丝瓜洗净，去皮，切成片。

2 锅内倒水，加入丝瓜片煮开，倒入鸡蛋液，出锅前加盐调味即可。

功效

丝瓜有通经活络的作用，这道汤可促进妈妈乳腺管通畅。

安全运动

· 适合顺产妈妈的缩肛运动

顺产妈妈产后6~12小时就可以下床做轻微活动。缩肛运动可以促进盆底肌恢复，适合顺产妈妈练习。注意，会阴侧切的妈妈要等伤口愈合之后再进行此项运动。

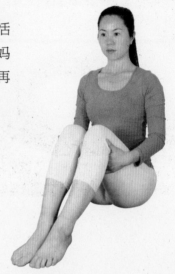

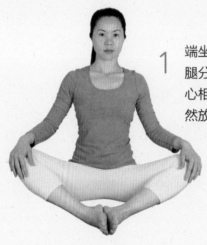

1 端坐在床上，双腿分开，双脚脚心相对，双手自然放在膝盖上。

2 合拢双腿，同时用力收缩肛门，再分开腿放松肛门。重复以上动作，3次为一组，练习几组视个人身体情况而定。

· 适合剖宫产妈妈的躺式呼吸运动

剖宫产的妈妈身上有伤口，第1天需要卧床休息，做呼吸运动可以帮助剖宫产妈妈调整产后身体状态。

平躺，双手轻轻放在腹部，慢慢吸气，感觉腹部鼓起后再慢慢呼气，感受腹壁的起伏。注意呼吸时不可太用力，避免拉扯伤口产生疼痛。练习次数根据自身情况调整。

吸气↑ ↓呼气

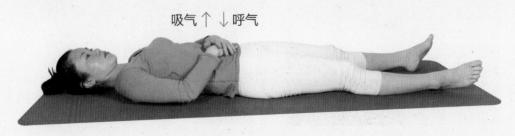

产后第 2 天

日常生活

· 产后 2~3 天没有奶水别担心

有些妈妈在产后 2~3 天没有分泌初乳，这会让妈妈焦急万分。其实，妈妈大可不必担心，因为新生儿出生后 2~3 天是不需要多少食物的，而且妈妈可能并不是没有奶水，只是初乳量很少，妈妈难以察觉。妈妈可以让宝宝早吸吮、多吸吮，以促进乳汁分泌。

· 预防晕厥

分娩会让妈妈失血过多、元气大伤，从而导致脑供血不足，出现晕厥。虽然经过 1 天的恢复，妈妈身体状况有所好转，但下床时仍需要家人陪同，以免晕倒。

1 下床前，妈妈应先在床头坐 5 分钟，确认身体状况良好再起身。

2 排便前先吃点东西补充体力，以防在厕所晕倒；上厕所时间不宜太长，蹲和起的动作要慢。

3 若出现头晕，妈妈要马上坐在原地休息，喝点热水，不适感消除后再上床休息。

· 密切关注恶露情况

产后 1~3 天，一定要密切关注恶露情况。正常情况下，恶露为鲜红色、量比较多、有血腥味。如果恶露颜色较暗、有异味，且伴有子宫压痛，很可能出现了子宫感染，需要及时就医，控制感染。

· 选择专用卫生巾

产后可使用产妇专用卫生巾，这种卫生巾一般分为三个型号：M、L、XL。这三种型号无关体形，只是应对不同时期的恶露。产后 1~3 天恶露的量最多，可选择 L 或 XL 号，随着恶露排出量的减少，可选择 M 号。需要注意的是，为避免会阴部感染，卫生巾应及时更换。

· 内裤要穿大号

剖宫产妈妈在选择内裤时可以选择大一号的内裤或者平角内裤，这样可以减少伤口摩擦，有利于身体恢复。另外，术后妈妈要每天更换内裤，内裤最好开水烫洗、放在太阳下曝晒，这样有助于预防感染。

· 缓解伤口疼痛的办法

剖宫产妈妈在术后第2天仍会感到伤口非常疼痛，以下方法可以帮助妈妈缓解伤口疼痛。

1 妈妈在咳嗽或翻身时，可以用双手按住伤口，这样可以减少震动、减轻疼痛感。

2 保持伤口周围皮肤的干燥、清洁，出汗后立即擦除，以防汗液刺激加剧疼痛。

3 帮妈妈按摩腰腹部位，或者放一段轻柔的音乐，这些都可以缓解伤口疼痛。

· 帮助剖宫产妈妈坐起来

剖宫产第2天，家人可以帮助妈妈坐起来，这样有利于排气。如果医院条件允许，可以把床头摇起来，让妈妈呈半坐卧位。

· 拔除导尿管后及时排尿

剖宫产手术进行前妈妈会被放置导尿管，术后24～48小时，膀胱恢复排尿功能，应将导尿管拔除。拔除导尿管后要尽快排尿，以免增加排尿困难和尿路感染的可能性。

· 这些药哺乳期妈妈不宜吃

如果哺乳期的妈妈服用药物，药物成分可能会通过母乳进入宝宝体内，影响宝宝健康，同时也会对妈妈的产奶量造成影响。所以，哺乳期妈妈应避免服用影响宝宝健康的药物，下面这些药物都是哺乳期妈妈禁用的药物。

类别	药物
抗生素	链霉素、环丙沙星、氯霉素等
镇痛药	对乙酰氨基酚、可待因、尼美舒利、吗啡等
催眠药	苯巴比妥、三唑仑等
抗甲状腺药	丙硫氧嘧啶等
抗肿瘤药	氟尿嘧啶、氮芥、阿糖胞苷等
其他	比索洛尔、右美沙芬、泮托拉唑等

另外，哺乳期妈妈一定要在医生的指导下用药，用药期间能否继续哺乳应遵从医嘱。

健康饮食

·顺产妈妈饮食注意事项

吃些软烂的面条和蛋汤

妈妈虽然经过了1天的恢复，但肠胃功能仍然很弱，仍要以清淡、易消化的食物为主，除了喝粥还可以吃一些软烂的面条和蛋汤。

正确喝生化汤

生化汤可以生血祛瘀，有助于恶露排出，但产后不可立即饮用。一般情况下，顺产妈妈产后2~3天可以饮用，剖宫产妈妈最好7天后饮用。生化汤要趁温热时饮用，且服用时间以7天为宜，不能超过2周。因为产后2周，子宫内膜开始新的生长期，生化汤不利于子宫内膜生长，很容易引发出血。

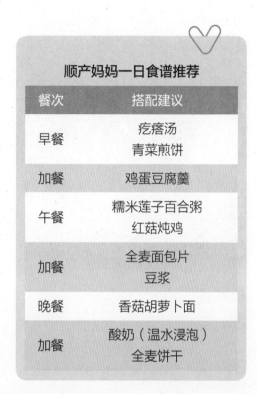

顺产妈妈一日食谱推荐

餐次	搭配建议
早餐	疙瘩汤 青菜煎饼
加餐	鸡蛋豆腐羹
午餐	糯米莲子百合粥 红菇炖鸡
加餐	全麦面包片 豆浆
晚餐	香菇胡萝卜面
加餐	酸奶（温水浸泡） 全麦饼干

·剖宫产妈妈饮食注意事项

宜以粥、蒸蛋等为主，不要大补

产后第2天，剖宫产妈妈尚处于身体恢复期，肠胃功能也较弱，最好保持易于消化的流质或半流质饮食，比如小米粥、瘦肉粥、蒸蛋羹等。比较油腻的、大补的食物仍不宜食用，比如猪蹄汤。

适当补铁

补铁可以促进血液中血红素的形成，进而补充剖宫产手术中丢失的血液。所以，剖宫产妈妈可以适当多吃富含铁的食物，例如动物血、动物肝脏等食物。

剖宫产妈妈一日食谱推荐

餐次	搭配建议
早餐	猪肝菠菜粥
加餐	紫米粥
午餐	奶酪蔬菜蛋汤
加餐	鲜虾蒸蛋
晚餐	猪血大米粥
加餐	鸡丝粥

· 食谱推荐

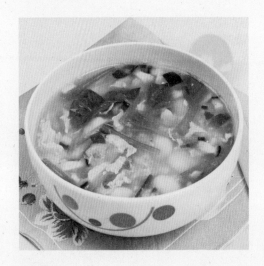

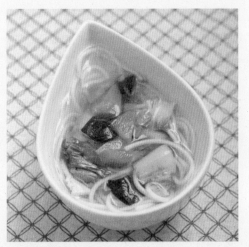

疙瘩汤

材料 面粉 50 克，鲜香菇 30 克，鸡蛋 1 个，虾仁、菠菜各 20 克。

调料 盐 1 克，香油少许，高汤适量。

做法

1 虾仁去虾线，洗净，切碎；鲜香菇洗净，切丁；鸡蛋取蛋清，与面粉、适量清水和成面团，揉匀，擀成薄片，切成小丁，撒入少许面粉，搓成小球；蛋黄打成蛋液；菠菜洗净，焯水，切段。

2 锅中放高汤、虾仁碎、香菇丁、面球煮熟，加蛋黄液、盐、菠菜段煮熟，最后淋香油即可。

功效————————

这道疙瘩汤易消化、营养丰富，可以帮助妈妈恢复体力。

香菇胡萝卜面

材料 拉面 150 克，香菇、胡萝卜各 20 克，菜心 100 克。

调料 盐 1 克，葱花少许。

做法

1 菜心洗净，切段；香菇、胡萝卜均洗净，切片。

2 锅内倒油烧至五成热，爆香葱花，加足量清水大火烧开，放入面条煮至软烂，加入香菇片、胡萝卜片和菜心略煮，加盐调味即可。

功效————————

这款香菇胡萝卜面不仅能够提供丰富的维生素，而且容易消化吸收。

安全运动

·适合顺产妈妈的产褥操

　　顺产妈妈如果恢复较好，没有侧切，那么分娩24小时后就可以做产褥操了。注意要从轻柔的动作开始，动作要缓，循序渐进。早晨起床前和晚上睡觉前各锻炼10～15分钟。

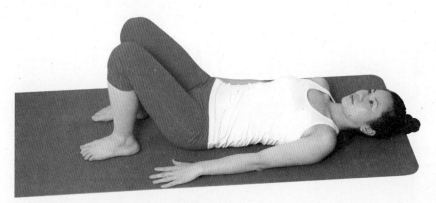

1　仰卧，双腿屈膝并拢，脚平放在床上。

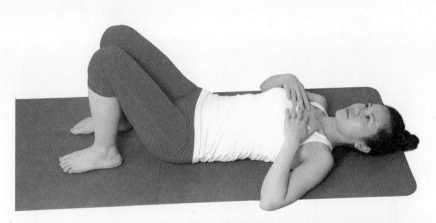

2　双手自然放在胸口，缓缓吸气，感觉腹部隆起，随后缓缓呼气，同时收缩腹部肌肉。稍停顿后重复以上动作。

· 适合剖宫产妈妈的坐式呼吸运动

呼吸也是一种运动方式，在感受呼吸的时候，妈妈可以想象自己置身于有阳光、有树、有花、有草的山林中。

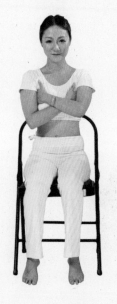

1 端坐于床上或椅子上，两手交叉放在腋下，用鼻子吸气，用口呼气，呼气时两肩自然下垂，缓缓放松。

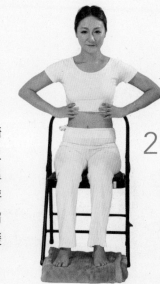

2 两手分别放于肋骨处，吸气，感受胸腔缓缓扩张；呼气，感受胸腔缓缓收缩。

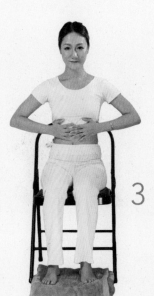

3 两手放在胸腹部，吸气。

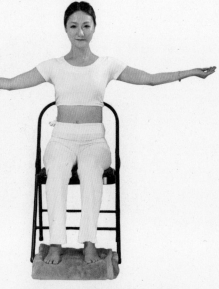

4 慢慢打开双臂，呼气，慢慢收回双臂，还原坐姿。

产后第 3 天

日常生活

· 床垫不宜过软

分娩后，妈妈的骨盆还未恢复，如果睡软床，活动会比较困难，而且容易引起耻骨错位和韧带损伤，导致腰骶部疼痛。妈妈月子期间最好选择较硬的棕垫。

在选择床垫的时候要注意坚固度，确保床垫的各个部位都能承受身体的重量，翻身时不会晃动。床垫的面料要利于散热、防潮、透气。

· 用手指刷牙

"坐月子时不能刷牙、漱口"的说法是不科学的，月子期间不刷牙、不漱口不利于妈妈和宝宝的健康。产后前 3 天可以用手指刷牙。将食指清洗干净，在食指上缠上纱布，充当牙刷，然后挤上牙膏，像用牙刷一样刷牙，之后用温水漱口，最后用手指按压牙龈数遍。产后第 4 天，妈妈就可以用牙刷了，最好选择产妇专用牙刷，注意刷牙时要轻柔。另外，饭后要漱口，及时清理口腔内的食物残渣，保护好牙齿。

· 宝宝睡你就睡

产后第 3 天，妈妈的身体已经有所恢复，但换尿布、喂奶、哄睡等事情让妈妈的休息时间大大减少，睡眠质量严重下降，很多妈妈在这时会觉得疲惫不堪。为了得到更多的休息时间，妈妈要根据宝宝的生活规律对自己的作息时间进行调整，在宝宝睡的时候自己也抓紧时间休息，这样才能有更多的精力照顾宝宝。

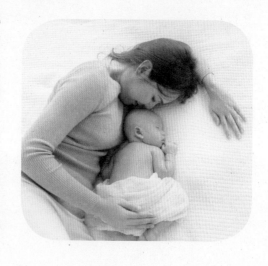

·妈妈的心理疏导

产后妈妈身体疲倦，面对角色转换、宝宝哭闹等问题时，情绪容易产生大的波动，再加上身体激素的变化，很容易导致产后情绪低落。所以家人一定要重视妈妈的心理疏导，认真倾听妈妈的诉求，帮助妈妈调节情绪。

·事先准备，从容出院

正常情况下，顺产妈妈3天就可以出院。家人要提前将妈妈出院的衣服备好，选择什么样的衣服要根据季节和天气来定。尽量选择开襟的上衣，如果回家路途较远，方便路上喂奶。衣服的材质最好是柔软的棉质面料，这样不会伤害宝宝的娇嫩皮肤。

·夏季可以开空调

炎热的夏季，有些产后妈妈穿着长裤，不敢开空调，导致中暑。其实，夏季高温时是可以开空调的，只是有一些注意事项。

1 室内温度以24~26℃为佳，妈妈和宝宝都要穿长袖、长裤和袜子。

2 最好选择有负离子、光触媒等功能的健康型空调。

3 空调冷风不能对着妈妈和宝宝直吹，可以安装一个挡风板。

4 睡觉时不宜开空调，如果一定要开，注意盖好被子。

·剖宫产妈妈适当下床活动

产后第3天，剖宫产妈妈基本适应了伤口和宫缩的疼痛，如果无特殊情况，妈妈可以下床活动了。下床活动可以帮助妈妈排出恶露，降低发生感染的概率，还可以促进肠胃蠕动，预防肠粘连、便秘和尿潴留的发生。所以适当下床活动对剖宫产妈妈很重要。

·避免牵拉、压迫伤口

剖宫产妈妈虽然可以下床活动，但动作一定要轻缓。起床、弯腰、咳嗽、大笑等活动会牵拉伤口，所以妈妈尽量避免大笑，起床、弯腰时也要有人在身边帮忙。

另外，躺着喂奶是很有必要的，尤其是剖宫产妈妈，开始的时候只能侧卧喂奶，这样不仅可以避免压迫伤口，还可以防止腰酸背痛。

🍼 马大夫贴心话

不哺乳的妈妈宜边回乳边进补

有些妈妈因为某些原因不能哺乳，需要回乳。不哺乳的妈妈要远离促进乳汁分泌的食物，例如鲫鱼、花生、猪蹄等，同时也可以吃一些像炒麦芽等回乳的食物。但是，这些妈妈的身体恢复也需要一个过程，应该吃一些低脂肪、低热量、滋补功效强的食物，在回乳的同时进补。

健康饮食

·顺产妈妈饮食注意事项

禁食油腻、寒凉食物

产后第3天，最好继续以易消化的软烂食物为主，避免过于油腻、酸辣的食物；也不要吃寒凉的食物，从冰箱里拿出来的酸奶等食物要放到常温再吃。

多吃可促进恶露排出的食物

可以多吃一些能促进恶露排出的食物，例如红枣莲子粥、糯米阿胶粥、益母草煮鸡蛋等食物，不仅能增强造血功能，还有助于恶露排出。

·剖宫产妈妈饮食注意事项

蔬果、鸡蛋、瘦肉适量多吃

多吃蔬果、鸡蛋、瘦肉等富含维生素、矿物质、优质蛋白质的食物，能促进血液循环，改善代谢。蔬果可温热后食用，避免吃凉拌菜。同时，忌大量吃辣椒、葱、蒜等刺激性食物。

不宜吃太饱

剖宫产妈妈排气后就可以进食，但不能吃太饱，以免产生腹胀，引起腹压增高，不利于身体恢复。

顺产妈妈一日食谱推荐

餐次	搭配建议
早餐	牛肉小米粥 煮鸡蛋
加餐	双耳羹
午餐	番茄鸡蛋面 西芹百合 麻油猪肝
加餐	红薯玉米面糊
晚餐	红枣莲子粥 蒸玉米 鲜蔬汤
加餐	藕粉

剖宫产妈妈一日食谱推荐

餐次	搭配建议
早餐	田园蔬菜粥 煮鸡蛋
加餐	红豆汤
午餐	枸杞红枣粥 柿子椒炒鸭片 米饭
加餐	牛奶 小蛋糕
晚餐	鸡蓉玉米羹 炒青笋 米饭
加餐	奶香蛋花汤 核桃仁

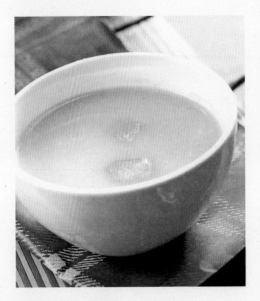

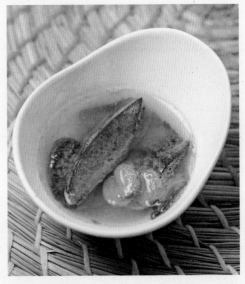

红薯玉米面糊

材料　红薯 80 克，玉米面 100 克。

做法

1　红薯去皮，洗净，切块，放入锅中，加适量水大火煮沸，转小火熬煮。

2　玉米面中加少量清水，搅匀后倒入煮熟的红薯汤中，待汤再次煮沸即可。

功效————————

这道红薯玉米面糊有助于缓解妈妈的便秘症状。

麻油猪肝

材料　猪肝 150 克。

调料　生姜 4 克，胡麻油、米酒各适量。

做法

1　猪肝洗净，切片；生姜洗净，切片。

2　胡麻油入锅大火加热，加入生姜片，转小火，爆香至姜皮呈褐色，再转为大火，放入猪肝片炒至变色。

3　最后放入米酒煮开即可。

功效————————

这道麻油猪肝可促进恶露排出，且有补血、通乳的功效，非常适合产后妈妈食用。

安全运动

· 适合顺产妈妈的抬腿运动

仰卧位抬腿运动可以锻炼大腿肌肉，俯卧和侧卧位抬腿可以锻炼臀部肌肉，抬腿运动不仅有利于增强下肢和臀部肌肉力量，还可以帮助塑造臀部曲线。

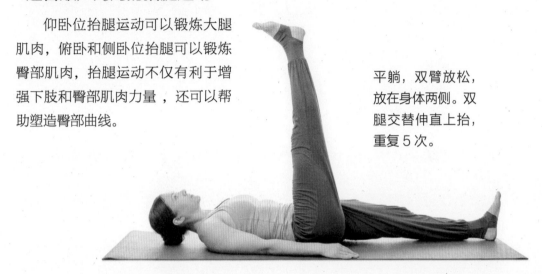

平躺，双臂放松，放在身体两侧。双腿交替伸直上抬，重复 5 次。

· 适合剖宫产妈妈的绕肩运动

剖宫产妈妈产后第 3 天可以试着做一做转肩运动，有助于促进血液循环、恢复体力。

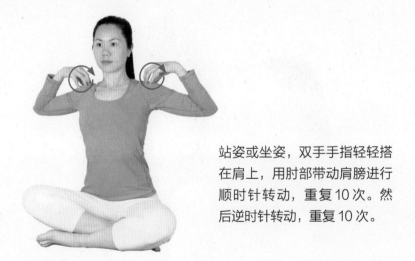

站姿或坐姿，双手手指轻轻搭在肩上，用肘部带动肩膀进行顺时针转动，重复 10 次。然后逆时针转动，重复 10 次。

产后第4天

日常生活

· 血性恶露转为浆液恶露

正常情况下，产后第4天，恶露开始减少，且由血性恶露变为浆液恶露，这时妈妈使用的卫生巾可以更换为普通卫生巾。如果出现恶露突然增多、有臭味、呈脓性，那么很可能是出现了感染，需要及时就医。

· 预防乳房胀痛

产后妈妈的乳房会发胀，妈妈或护理者要掌握正确的乳房按摩手法，通过按摩来促进乳腺管通畅，并刺激乳汁分泌。乳房中剩余的奶水过多会堵塞乳腺管，进而引起乳腺炎，所以宝宝吃剩的奶水要及时挤出。

还可以让爸爸帮助妈妈热敷乳房。在喂奶前，爸爸将浸泡过热水的毛巾拧干，然后用毛巾为妈妈热敷两侧乳房，再用指腹由乳房外侧往乳头方向按摩，可刺激乳汁分泌。

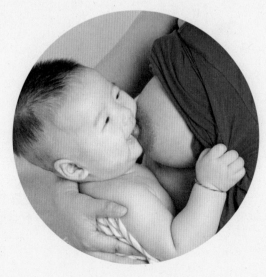

·"捂"月子要不得

无论哪个季节坐月子，妈妈和宝宝都需要呼吸新鲜空气，所以室内一定要注意通风，绝对不能"捂"月子。通风可以减少室内病菌，预防感冒和肺炎的发生。需要注意的是，开窗通风前，妈妈和宝宝要转移到另一个房间，避免风直接吹妈妈和宝宝。一般每次通风20~30分钟，每天一两次即可。

·睡前泡泡脚

坐月子期间妈妈每天睡前泡泡脚，可以促进血液循环、消除肌肉紧张，帮助妈妈赶走一天的疲惫、恢复体力。需要注意的是，泡脚水以40℃的温水为宜，每次泡10分钟即可。

马大夫贴心话

月子病只能月子里治吗

"月子病月子治"指的是月子里得了病要赶紧治不能拖延，而不是说月子病只能在月子里治疗，那些"过了月子期就不能再治了""只有在下次月子里才能治好"的说法是不对的。这句话其实是在提醒妈妈坐月子期间要注意调养，预防月子病。

·宫缩痛逐渐消失

正常情况下，产后3~4天剖宫产妈妈的宫缩痛已经明显减轻甚至消失，但医生还会继续给妈妈换药、查看伤口，了解妈妈的恢复情况，在这个过程中妈妈会有些不适，但都在可承受的范围内，不必太过担心。

·刀口的护理

手术刀口在愈合的过程中，疤痕处会出现痒、痛的感觉，这是正常的。在刀口的护理方面，妈妈要注意以下两点。

1 要保持刀口及其周围皮肤的干燥和清洁，及时擦去汗液，以免引起刀口感染。

2 若刀口出现痒痛，需要区分是愈合中的正常现象还是存在感染。此外，还要避免过度运动和压迫腹部。

·剖宫产妈妈何时出院

正常情况下，剖宫产妈妈可在产后5~7天出院。具体出院时间要根据自身恢复情况和医生建议来定。但出院后妈妈仍不能走太多的路，如果需要步行的路程较多，建议家人为妈妈准备一辆轮椅，避免走路过多而引起身体不适。

健康饮食

· 饮食以清淡不油腻为主

产后妈妈的消化功能还没有完全恢复，所以饮食应以清淡不油腻为主，不宜大补。因为产褥早期胃肠肌张力仍较低，肠蠕动减弱，妈妈食欲欠佳，这时若大量进食过于油腻的食物反而使身体难以接受，引起消化不良。因此饮食一定要清淡、易消化，不要过于油腻。

· 可以喝些清淡的汤

产后第4天，很多妈妈开始正式分泌乳汁了，也有的会稍晚些。开始泌乳后，妈妈可以适当喝些清淡的汤，如木瓜汤、鸡蛋汤等，但不要喝油腻的汤，因为摄入脂肪过多不仅会阻塞乳腺管，还容易导致宝宝腹泻。另外，坚持母乳喂养的妈妈在饮食方面要远离那些回奶的食物，例如炒麦芽、花椒、韭菜等。

· 不吃过硬的食物

月子期间不要吃过硬的食物，因为过硬的食物不仅会损害牙齿，还会加重肠胃负担。肉类食物一定要煮烂，避免吃脆骨等不宜咀嚼和消化的部分。可以选择一些相对好消化的馄饨、面条等食物。

· 水果蔬菜可以吃

很多人认为月子期间应该少吃或者不吃水果蔬菜，其实水果蔬菜中含有丰富的维生素和矿物质，不仅能增加食欲、使肌肤润泽，还能帮助消化、防止便秘。但是切记，水果蔬菜要吃常温或温热的，切不可吃凉的。

妈妈一日食谱推荐

餐次	搭配建议
早餐	红糖小米粥 玉米面发糕 牛肉羹
加餐	益母草煮鸡蛋
午餐	鲜肉包 银耳木瓜排骨汤
加餐	山药粥
晚餐	鸡丝面 山药木耳炒莴笋
加餐	红豆百合莲子汤

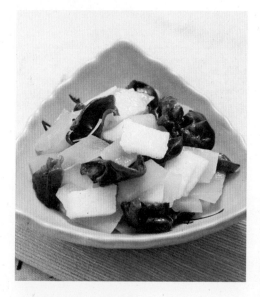

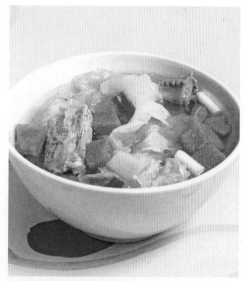

山药木耳炒莴笋

材料 莴笋 200 克,山药、水发木耳各 50 克。

调料 醋、葱丝各 3 克,盐 2 克,植物油适量。

做法

1 莴笋去叶和皮,洗净,切片;木耳洗净,切片;山药去皮,洗净,切片。

2 山药片和木耳分别焯烫捞出。

3 锅内倒油烧热,爆香葱丝,倒入莴笋片、木耳片、山药片炒熟,放盐、醋调味即可。

功效 ————————

这道菜可促进肠胃蠕动,利于排便。

银耳木瓜排骨汤

材料 猪排骨 250 克,干银耳 5 克,木瓜 100 克。

调料 盐 2 克,葱段、姜片各适量。

做法

1 银耳泡发,洗净,撕成小朵;木瓜去皮、籽,切成小块;排骨洗净,切段,焯水备用。

2 汤锅加清水,放入排骨、葱段、姜片同煮,大火烧开后放入银耳,小火慢炖约 1 小时。

3 把木瓜块放入汤中,再炖 15 分钟,调入盐搅匀即可。

功效 ————————

这道汤有通乳、止咳化痰、滋养肌肤的功效。

安全运动

· 适合顺产妈妈的卧式扭腰运动

1 平躺，双腿伸直分开，手臂水平伸展，头下和身体两侧各放一个软枕。

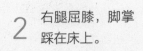

2 右腿屈膝，脚掌踩在床上。

3 上身不动，下身向左侧扭转，直到右腿压住左侧的软枕，坚持6秒钟，然后放下右腿，回到起始姿势。注意向左侧扭转时，右侧肩膀尽量不要离开床。

4 换左腿重复以上动作，然后放下左腿，回到平躺姿势。注意向右侧扭转时，左侧肩膀尽量不要离开床。

· 剖宫产妈妈的脚踝运动

1 仰卧，双腿平伸，双臂水平伸展，双脚上下活动脚踝，努力向上勾脚、牵拉跟腱，重复 10 次。

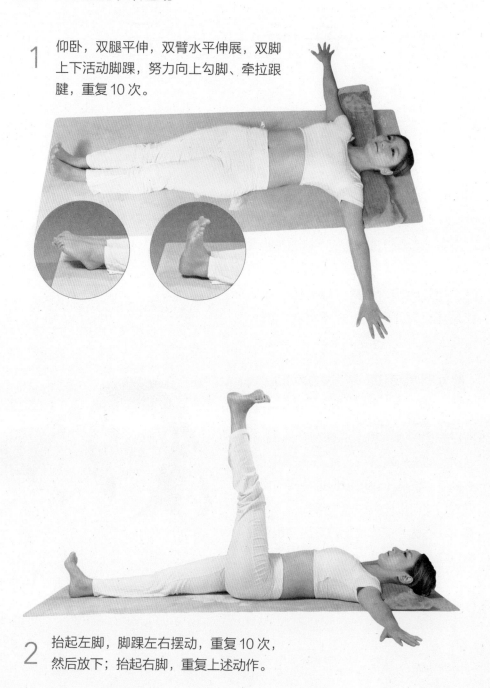

2 抬起左脚，脚踝左右摆动，重复 10 次，然后放下；抬起右脚，重复上述动作。

产后第 5 天

日常生活

· 睡眠的灯光要求

妈妈睡觉时，需要调节好灯光，营造一个温馨、舒适的睡眠环境，这样可以稳定情绪而利于睡眠。将卧室的大灯关掉，只留下台灯或者壁灯，灯光最好采用暖色调，尤其以暖黄色灯光效果最佳，同时要注意灯不宜离妈妈和宝宝太近。

· 洗头注意事项

产后易出汗，头发和头皮容易脏，所以妈妈要及时洗头，保持个人卫生。这时，如无特殊情况，大部分妈妈可以洗头了。洗头不仅可以促进头皮的血液循环，还可以让妈妈感觉清爽，心情和精神状态会好很多。但产后洗头也要注意以下几点。

1 水温最好控制在 40℃左右。

2 尽量选择温和无刺激的洗发水。

3 洗头时可以用指腹按摩头皮，促进头部血液循环。

4 洗后要及时用吹风机将头发吹干，避免湿邪入侵，出现头痛、肩颈痛。

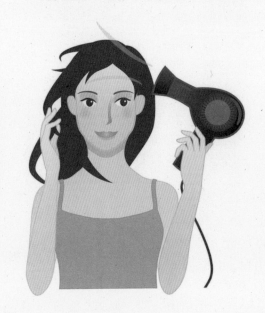

· 注意胸部保养

产后第5天，宝宝的吮吸能力不断变强，妈妈的乳汁增多，妈妈可以按照以下几点对胸部进行保养。

1 哺乳期佩戴合适的文胸，这样可以预防乳房下垂。

2 每天用温水擦洗乳房，保持乳房卫生。注意不可用肥皂、酒精等擦洗，以免皮肤皲裂。

3 喂奶前轻轻按摩乳房，刺激泌乳反射。

4 喂奶姿势要正确，喂奶时让宝宝含住乳头和大部分乳晕。

5 喂奶结束后不要将乳头强行从宝宝口中拉出，可以按压宝宝下颌，等宝宝松开嘴巴后再取出乳头。

6 用正确的方法挤奶，以免引起乳房疼痛。

· 子宫在慢慢恢复

产后第5天，子宫在逐渐恢复，但还没有恢复正常大小。这时妈妈的肚子看上去并没有明显变小，肚皮也出现松弛，腹部的黑色中线还很明显。

· 牙齿松动、牙痛要注意

产后妈妈容易因为缺钙、激素水平变化等导致牙齿松动，因此月子期间妈妈不宜吃坚硬的食物，而且要注意补钙。妈妈应选用软毛牙刷，且刷牙时动作要轻柔，以免损伤牙齿和牙龈。

另外，怀孕期间和哺乳期间的妈妈容易出现牙痛，出现这种情况需要及时治疗。在治疗的过程中可能需要拍片，甚至局部麻醉，妈妈不用担心，只要跟医生说明自己的情况，医生会安全、合理用药。

· 每天早上喝一杯温水

早上空腹喝一杯温水可以补充夜间流失的水分，清洁肠道，促进肠胃蠕动，预防便秘。哺乳期的妈妈每次哺乳前喝点温水可以加快血液循环，有利于乳汁分泌。

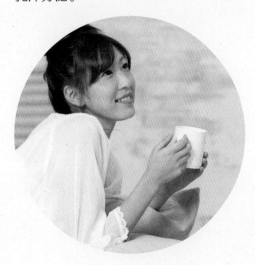

健康饮食

· 牛奶 + 谷物助眠效果佳

产后妈妈既要恢复身体又要照顾宝宝，一天结束后会感到疲惫，这时家人可以为妈妈准备一杯睡前牛奶和一些含有碳水化合物的食物。牛奶中含有的色氨酸有助于睡眠，青稞、玉米、燕麦等富含碳水化合物的食物可以提高脑中色氨酸的浓度，让牛奶的功效加倍。

· 荤素搭配提高蛋白质利用率

产后第 5 天，随着身体的恢复，妈妈为了促进乳汁分泌，往往会进食过多蛋白质，而忽视其他营养素的摄入，这样不利于蛋白质、脂肪及糖类的代谢。就蛋白质而言，荤素搭配可以提高蛋白质的利用率，因为各种食物中含有的氨基酸种类和数量不同，搭配食用可起到互补作用。

妈妈一日食谱推荐

餐次	搭配建议
早餐	滑蛋牛肉粥 馒头 墨鱼炖胡萝卜
加餐	百合莲子汤
午餐	米饭 香菇油菜 虾仁豆腐汤
加餐	木瓜牛奶露 综合坚果碎
晚餐	什锦面 猪血菠菜汤 金针菇蒸鸡腿
加餐	燕麦牛奶粥

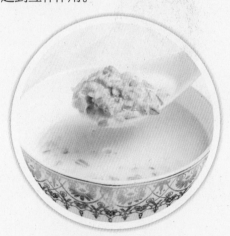

马大夫贴心话

这些食物有助于修复疤痕

剖宫产妈妈身上会有一道疤痕，水果、肉皮、瘦肉、鸡蛋等食物富含维生素 C、维生素 E 和蛋白质，可以改善体内代谢，有助于疤痕的修复。

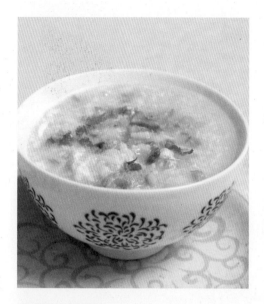

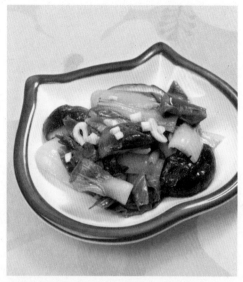

滑蛋牛肉粥

材料 牛里脊肉 50 克，大米 60 克，鸡蛋 1 个。

调料 姜末、葱花、香菜末各 5 克，盐 2 克。

做法

1 牛里脊肉洗净，切片，加盐腌 30 分钟；大米淘净。

2 锅置火上，加适量清水煮开，放入大米煮至将熟，将牛肉片下锅煮至变色，将鸡蛋打入锅中搅散，粥熟后加盐、葱花、姜末、香菜末即可。

功效────────────────

这道粥富含优质蛋白质和碳水化合物，可帮助妈妈改善体力。

香菇油菜

材料 油菜 200 克，香菇 50 克。

调料 白糖 3 克，水淀粉适量，盐 2 克，植物油适量。

做法

1 油菜洗净，切段；香菇用温水泡发，洗净，去蒂，挤干，在整个菇面上切花刀。

2 锅置火上，倒油烧热，放入香菇翻炒至七成熟，再放入油菜，加白糖翻炒至熟，用水淀粉勾芡，加盐炒匀即可。

功效────────────────

香菇可以增强身体抵抗力；油菜富含膳食纤维，可促进肠蠕动，有助于通便。

安全运动

· 适合顺产妈妈的手腕操

妈妈平时做做手腕操，可以放松腕部肌肉，松弛手臂神经。具体操作如下。

站姿或坐姿，吸气，双臂向前伸展，然后握拳，以手臂为轴心，向内旋转拳头，转动 15~20 秒，随后反方向转动，锻炼时长视个人情况而定。

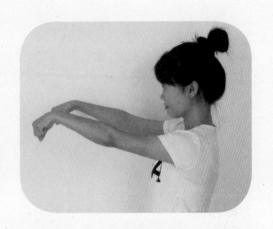

· 适合剖宫产妈妈的扩胸运动

扩胸运动在增加肺活量的同时还能锻炼上肢肌肉。

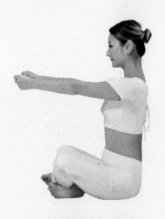

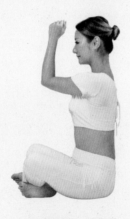

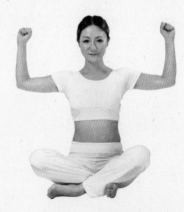

1 盘腿坐，双手握拳，双臂向前平伸。

2 双臂向上弯曲呈直角，合并放在眼前。

3 吸气，双臂保持弯曲状态的同时慢慢向两边展开，成180度，坚持6秒；然后呼气，同时慢慢收回双臂。重复3~5次。

第6节

产后第6天

日常生活

· 排便不要太用力

产后妈妈容易出现排便困难，排便时不要太用力，否则会出现伤口撕裂的情况。适当运动、多吃膳食纤维含量丰富的食物可以促进排便。

· 坚持清洗会阴部

每天用流动的温开水擦洗会阴。擦洗时注意要从前往后擦，先擦阴道口和两侧阴唇，最后擦肛门。每次大便后也要清洗。

· 避免电风扇直吹

坐月子期间使用电风扇，不可让风直接吹向妈妈和宝宝。可以让电风扇吹向屋顶或墙面，利用返回来的风降温。另外，为了避免熟睡后着凉，夜间最好不要开电风扇。

· 感冒了怎么办

如果妈妈在哺乳期感冒了，症状不是很严重的话，可以多喝水、多休息，吃一些维生素C即可。如果妈妈感冒伴有高热，则需要及时就医，遵医嘱用药。

· 注意护眼

坐月子期间妈妈要注意用眼，不要让眼睛过于疲劳。看书、看报的时间每次应控制在半小时以内。如果看电视的话要保持距离，人与电视的距离应该大于电视屏幕对角线长度的3倍，每次的观看时长控制在1个小时以内。喜欢玩手机的妈妈每次用手机不要超过1小时，每天最好不超过2小时。如果感到眼睛不适，应立即停止使用手机。

以下是几个适合妈妈的护眼小妙招。

1 改掉坏习惯。用手揉眼、不停眨眼、眯眼等不良习惯要改掉。

2 闭目养神。照顾宝宝之余，要经常闭目养神，尽量减少看电视、看手机、看书的时间，避免眼疲劳。

3 热敷。将热毛巾敷在眼睛上可以很好地缓解眼疲劳。

健康饮食

·饮食不要过咸

妈妈产后身体虚弱，过咸的食物含盐较多，妈妈产后还存在一定程度的水钠潴留，要靠肾脏代谢和出汗来进行排泄。如果吃盐太多，会加重肾脏负担，造成水肿。如果孕期就有严重的水肿，就更要注意了。如果实在觉得食物过淡、味道不佳，可以把碘盐换成低钠盐。

·不要过多食用保健品

此时妈妈的身体还没有完全恢复，不宜用保健品补身体。因为保健品滋补性比较强，且含有各种添加剂，妈妈吃多了不利于身体恢复。坐月子期间妈妈应以天然食品为主，少服用保健品。

·补充蛋白质、维生素

剖宫产妈妈的伤口愈合需要大量营养，其中蛋白质、锌、铁、B族维生素、维生素A、维生素C等可以促进伤口愈合，妈妈可以适当多吃含有这些营养素的食物，例如鸡蛋、鸡肉、木耳、海带、苹果、胡萝卜等。

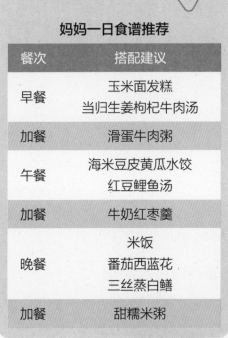

妈妈一日食谱推荐	
餐次	搭配建议
早餐	玉米面发糕 当归生姜枸杞牛肉汤
加餐	滑蛋牛肉粥
午餐	海米豆皮黄瓜水饺 红豆鲤鱼汤
加餐	牛奶红枣羹
晚餐	米饭 番茄西蓝花 三丝蒸白鳝
加餐	甜糯米粥

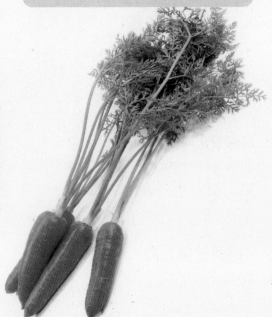

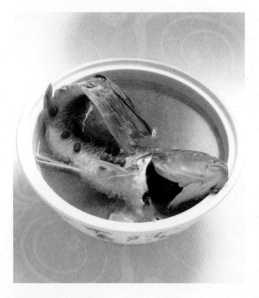

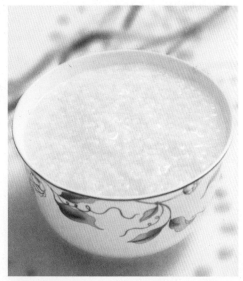

红豆鲤鱼汤

材料 鲤鱼1条，红豆50克。

调料 姜片5克，盐2克。

做法

1 将鲤鱼处理干净，在鱼身上打花刀；红豆洗净，浸泡30分钟。

2 将鲤鱼放入锅中，加入适量水，烧开后加入红豆及姜片，继续熬煮至豆熟，加入盐调味即可。

功效————————————————

这道汤有利水、健脾胃的作用。

甜糯米粥

材料 糯米100克。

调料 白糖3克。

做法

1 糯米淘洗干净，用水浸泡4小时。

2 锅置火上，倒入适量清水烧开，放入糯米大火煮沸，再转小火熬煮为稀粥，调入白糖即可。

功效————————————————

这道粥有补中益气、健脾养胃的功效。

安全运动

·适合顺产妈妈的伸展运动

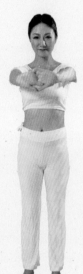

1 站姿，双手十指交叉放在胸前，掌心外翻，手臂向前水平伸展。

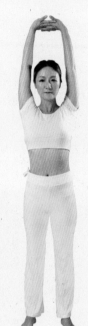

2 手臂向上伸展，腰部挺直，手心向上，感受肩背部拉伸。

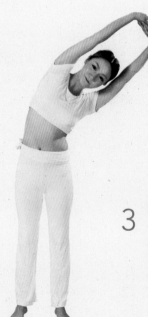

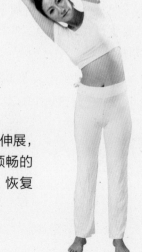

3 身体分别向左、右伸展，并进行5次自由顺畅的呼吸；然后放松，恢复站姿。

· 适合剖宫产妈妈的头颈运动

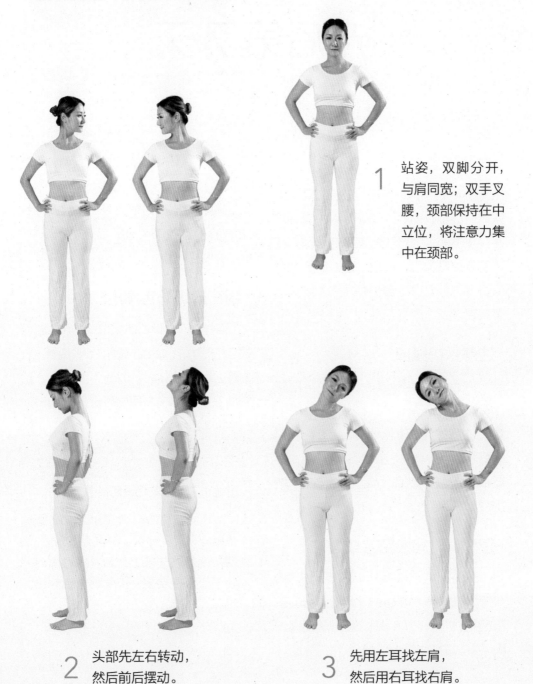

1 站姿，双脚分开，与肩同宽；双手叉腰，颈部保持在中立位，将注意力集中在颈部。

2 头部先左右转动，然后前后摆动。

3 先用左耳找左肩，然后用右耳找右肩。

产后第7天

日常生活

· 食欲增强

产后第7天，伤口逐渐恢复，恶露减少，妈妈的心情变好，胃口也好转了，加上哺乳、照顾宝宝消耗能量，妈妈的食欲增加了。但这时妈妈还不宜吃太多太饱，仍以少食多餐为宜，以免伤害脾胃。

· 注意保护腰部

产后妈妈容易着凉，而且孕期腰部受力较重，所以坐月子期间妈妈一定要注意腰部保暖。另外，随着胃口的好转，妈妈也要注意饮食均衡，不要暴饮暴食，以免引起产后肥胖，增加腰椎负担。

· 避免长时间抱宝宝或久站

长时间抱宝宝会让妈妈肌肉紧张、局部血流不畅，容易引起腰肌紧张、手腕酸疼、四肢乏力，因此坐月子期间妈妈不宜长时间抱宝宝。

另外，产后恢复的过程是循序渐进的，适当的产后活动有利于身体恢复，但妈妈不能久站，否则不仅会导致腰肌劳损、关节疼痛，还容易出现子宫、阴道下垂。

· 剖宫产妈妈宜擦浴

剖宫产的妈妈术后1周要注意保护腹部伤口，清洁身体宜采用擦浴，1周之后可以淋浴，但还不能盆浴，盆浴要在恶露排净之后方可进行。

 马大夫贴心话

夜间喂奶谨防感冒

夜间温度较低，妈妈在喂奶时要多留心，避免感冒。如果天气较冷，喂奶前妈妈先披上外套，用合适的毯子包裹住宝宝，不要让宝宝伸出手脚。

• 剖宫产妈妈如何淡化瘢痕

剖宫产妈妈术后的伤口痕迹就是瘢痕，如果养护得当，瘢痕会在3~6个月后变平、变淡，最后变得不明显。下面几点可以帮助妈妈更好地养护伤口。

1 及时清洁伤口，避免感染；一个月内不要做剧烈运动，不要过度伸展、侧屈，减少腹壁的张力。

2 伤口愈合时会有痛痒感，尤其是夏天，出汗较多，刺痒加重，这时不要用手抓，可以在医生的指导下用一些止痒药物，如地塞米松、氟轻松等。

3 伤口结痂后不要揭，让它自行脱落。另外，新皮肤受到紫外线照射容易出现色素沉着，所以新皮肤要避免阳光照射。

4 多吃水果、蔬菜、牛奶、瘦肉、鸡蛋等食物，这些食物富含维生素C、维生素E以及人体必需的氨基酸，可以促进血液循环、改善机体代谢，有利于伤口恢复。

• 剖宫产妈妈床上哺乳

剖宫产妈妈的伤口还没有恢复好，宜采用床上哺乳，这样不仅利于妈妈身体恢复，还有利于宝宝吸吮。具体方法如下。

妈妈将背靠在床头，呈半坐卧位，先将后背垫靠舒服，再将棉被或枕头放在大腿上，放置高度约在乳房下方，然后将宝宝放在棉被或枕头上。妈妈用一侧胳膊抱住宝宝，让宝宝的胸部贴在妈妈的胸部，另一只手呈"C"形托住乳房，将乳头和大部分乳晕放入宝宝口中。

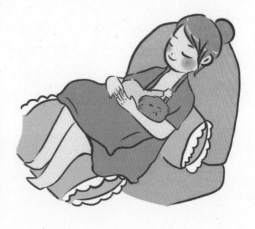

健康饮食

· 均衡饮食

食欲增加后，很多妈妈开始大量吃自己喜欢的食物，这样容易造成营养不均衡，不利于身体恢复。产后妈妈在饮食上要讲究荤素搭配、粗细搭配，做到不偏食、不挑食，保证各种营养的摄入。

· 少吃甜食，多吃富含钙的食物

适当吃甜食有助于缓解焦虑情绪，但吃太多甜食会导致脂肪堆积，而且影响其他营养的摄入，所以妈妈要少吃甜食。另外，如果妈妈给宝宝哺乳的话，对钙的需求量是很大的，可以适当增加高钙食物的摄入，如豆制品、牛奶、芝麻、海米等。

· 多吃富含铁的食物

剖宫产妈妈手术失血较多，如果平时食欲缺乏，营养跟不上，很容易患上产后贫血。一般情况下，在出院前会抽血检查妈妈是否贫血。若有贫血发生，则要遵医嘱服用铁剂，保证充分休息。同时，平时多食用一些富含铁的食物，如猪肝、猪血、牛肉、蛋黄、海带、黑芝麻、木耳、蘑菇、油菜等。

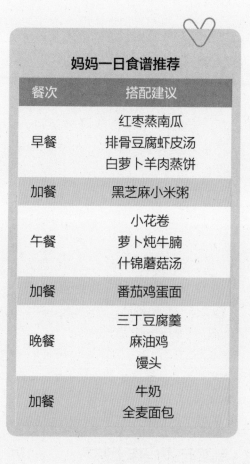

妈妈一日食谱推荐	
餐次	搭配建议
早餐	红枣蒸南瓜 排骨豆腐虾皮汤 白萝卜羊肉蒸饼
加餐	黑芝麻小米粥
午餐	小花卷 萝卜炖牛腩 什锦蘑菇汤
加餐	番茄鸡蛋面
晚餐	三丁豆腐羹 麻油鸡 馒头
加餐	牛奶 全麦面包

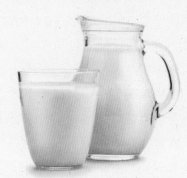

·食谱推荐

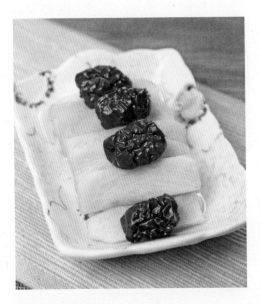

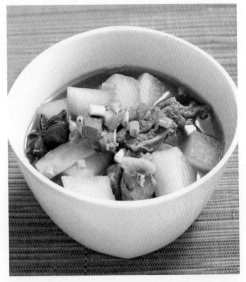

红枣蒸南瓜

材料 南瓜 200 克,红枣 5 枚。

调料 白糖 5 克。

做法

1 南瓜削去硬皮,去瓤后切成厚薄均匀的片;红枣泡发洗净。

2 南瓜片装入盘中,加入白糖拌均匀,摆上红枣。

3 蒸锅上火,放入南瓜片和红枣,蒸约30 分钟,至南瓜熟烂即可。

功效

这道菜有补血、排毒的功效。

萝卜炖牛腩

材料 牛腩 400 克,白萝卜 250 克。

调料 料酒、酱油各 15 克,葱末、姜片各 10 克,盐 5 克。

做法

1 牛腩洗净、切块,焯烫,捞出;白萝卜洗净,切块。

2 砂锅置火上,放入牛腩、酱油、料酒、姜片和适量清水,大火烧沸后转小火炖 2 小时。

3 加入白胡萝卜块,继续炖至熟烂,放入盐拌匀,撒上葱末即可。

安全运动

·适合顺产妈妈的腰胯运动

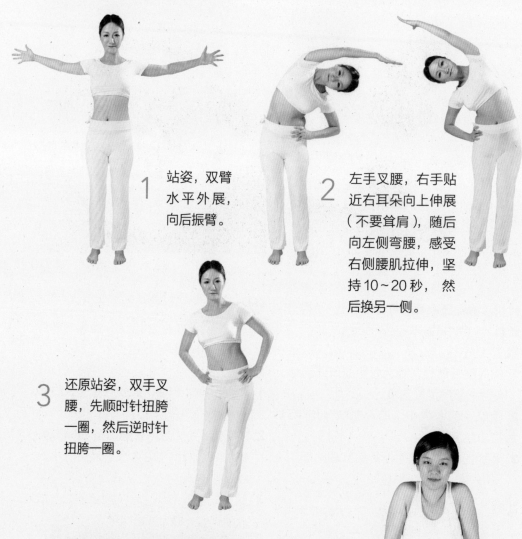

1 站姿，双臂水平外展，向后振臂。

2 左手叉腰，右手贴近右耳朵向上伸展（不要耸肩），随后向左侧弯腰，感受右侧腰肌拉伸，坚持10~20秒，然后换另一侧。

3 还原站姿，双手叉腰，先顺时针扭胯一圈，然后逆时针扭胯一圈。

·适合剖宫产妈妈的耸肩运动

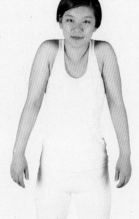

耸肩运动能放松肩部的神经和肌肉，促进局部血液循环，防止脑供血不足。具体操作如下：

站姿或坐姿，上身挺直，双手自然下垂，双肩同时连续向上耸动，持续3~5分钟。

产后第2周

日常生活

· 缓解涨奶痛的好方法

① 热敷

热敷可使阻塞的乳腺管变得通畅，并可改善乳房血液循环状况。热敷时，要注意避开娇嫩的乳晕和乳头部位，温度不宜过高，以免烫伤皮肤。

② 使用吸奶器

使用吸奶器将乳汁全部吸出，可缓解涨奶，减轻疼痛。

③ 冷敷

如果乳房肿胀疼痛非常严重，可用冷敷止痛。一定要先将乳汁挤出后再进行冷敷。

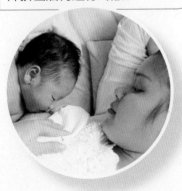

· 用清水清洗乳房及乳头

哺乳期间，不宜用肥皂等洗护用品清洗乳头，否则会导致乳头干燥。皮肤分泌的油脂是乳头天然的保护剂，所以用清水清洗乳头和乳房即可。

如果妈妈出现乳头干燥的情况，可以涂一些乳头保护霜来缓解。需要注意的是，为避免宝宝把药膏吃进去，要选择对宝宝没有危害的乳头保护霜。

· 洗浴时间不宜过长

剖宫产妈妈在伤口愈合后就可以洗澡了。需要注意的是，不要采用坐浴。虽然现在恶露少了很多，身体也恢复得不错，但仍然容易引起感染。

可以选择淋浴，但洗浴时间不宜太久，时间以5~10分钟为宜，水温以37~40℃最为合适，洗完应注意保暖，赶快擦干身体，及时穿好衣服、吹干头发，以免感冒。

· 剖宫产妈妈要注意预防腰背痛

产后第 2 周，剖宫产妈妈需要注重骨盆复原和盆底肌恢复，预防腰背痛。另外，在日常饮食上也要注意多摄入钙含量高的食物。不要做剧烈运动，做好腰背部的保暖。

· 涨奶时如何处理多余乳汁

产后 5~14 天分泌的乳汁为过渡乳，乳汁量有所增加，脂肪和乳糖含量高，蛋白质含量逐渐减少，乳铁蛋白和溶菌酶也有所减少。

涨奶时，乳房中剩余的奶水会堵塞乳腺管，严重的会造成乳腺炎，且影响乳房后期泌乳，应及时挤出。挤出来的奶水可以分袋放入冰箱冷藏，宝宝需要时再加热给宝宝食用，但应尽早吃完。如果 24 小时内喂给宝宝，可放入冷藏室；如果近期不会食用，可以放冷冻室保存。另外，多余的乳汁还可以制成奶皂给宝宝洗澡用，母乳天然、健康、营养丰富，是宝宝最佳的清洁、护肤用品。

马大夫贴心话

产后妈妈要学会刺激奶阵

奶阵是指女性在哺乳期，突然感到乳房内有"几根筋"隐约膨胀而伴有轻微胀痛，随之奶汁呈喷射状或快速滴水状流出。形象地说就是，当宝宝吸奶或妈妈挤奶时，乳房有轻微触电似的酥麻感，就说明奶阵来了，这时即使原本已经吸得差不多，奶汁也会突然变得多起来，且乳房摸起来会比之前硬。

刺激奶阵其实就是刺激乳头。一般来说，宝宝在吸吮乳头时就已经刺激了乳头，不需要特别刺激。但有些宝宝吸吮能力较弱，妈妈奶水较少，就需要刺激奶阵。具体方法如下：

1. 洗净双手，全身放松地坐着，深呼吸，慢慢吐气。

2. 双手张开，拇指放在乳房上方，其余四指呈 C 状放在乳房下方，左右旋转乳房，且不时以食指触碰乳头最前端，闭上眼睛，想象宝宝正在吸吮着。

3. 当乳房突然有微微酥麻感，就表示奶阵来了。

如果奶阵来了导致奶流过急，妈妈可用食指和中指一起夹住乳晕上下部位，这样能减缓流速，避免宝宝呛咳。

健康饮食

妈妈从第2周起体力逐渐恢复，此阶段要经常吃一些补血食物，以调理气血。除此之外，此时乳汁分泌量逐渐增加，且乳腺管越来越通畅，若母乳仍不足以满足宝宝的需求，本周开始可以进行促进乳汁分泌的调理。

· 哺乳妈妈饮食注意事项

催乳提上日程，多喝汤汤水水

一般来说，产后最初几天，妈妈分泌的是初乳，量比较少，到产后一周左右奶水就会正式下来，如果此时奶水仍然少或者在喂养期间出现奶水不足的情况，就需要进行催乳了，目的就是让奶水多起来，以满足宝宝的进食需求。

此时可以喝清淡的催乳汤了，还可以吃一些利水消肿的食物，如乌鸡、鱼、红豆、莴笋、豆腐、玉米等。常见食谱有花生红豆粥、核桃枸杞紫米粥、黑芝麻花生粥、鱼头豆腐汤、花生猪蹄汤、海带豆腐汤等。

补充高蛋白的食物

如果妈妈蛋白质摄入不足，就会导致乳汁分泌量减少。因此，补充足够的富含蛋白质的食物，如奶类、豆类、蛋、鱼、肉类等，都有利于增加乳汁分泌。麻油鸡或新鲜鱼汤等都是提供蛋白质、促进乳汁分泌的产后佳肴。

· 非哺乳妈妈饮食注意事项

多补充维生素

维生素A：对维护子宫内膜组织健康、促进产后恢复有帮助。可以多吃鱼肝油、蛋类、动物肝脏、乳类等富含维生素A的食物。

维生素B_1：促进新陈代谢，缓解产后疲劳，增强食欲。动物内脏（肝、心、肾）、肉类、豆类、坚果、小米、玉米、糙米、蛋类等都富含维生素B_1。

维生素C：增强抵抗力，加速伤口愈合，促进铁吸收。菠菜、芥菜、青椒、柑橘、橙子、草莓、柠檬、葡萄等都富含维生素C，日常应适当多吃。

妈妈一日食谱推荐	
餐次	搭配建议
早餐	红薯粥　油菜包
加餐	鸡蛋羹
午餐	虾仁西葫芦　清炒茼蒿　胡萝卜炖牛肉　牛奶馒头
加餐	牛奶
晚餐	西蓝花蒸平菇　清蒸鲈鱼　小米粥　芝麻花卷
加餐	鸡蛋汤

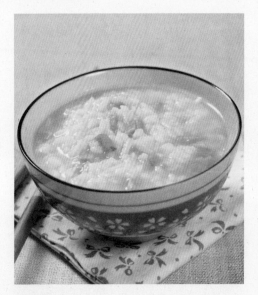

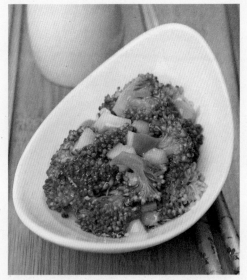

红薯粥

材料 大米50克，红薯60克。

做法

1 大米淘洗干净，加水浸泡；红薯洗净，去皮，切小块。

2 锅置火上，倒入适量清水煮沸，将大米倒入其中，大火煮沸，放入红薯块，转至小火熬煮20分钟即可。

功效————————————

红薯中含有丰富的膳食纤维，可促进肠胃蠕动，妈妈食用可起到润肠通便的作用。

西蓝花蒸平菇

材料 西蓝花500克，平菇100克。
调料 蚝油、淀粉各5克。

做法

1 西蓝花洗净，掰小朵；平菇洗净，切丁。将所有材料装盘放入蒸锅，蒸10分钟左右。

2 取一小锅，将水、蚝油混合煮沸，加入水淀粉，快速搅拌至汤汁浓稠时关火。

3 最后将蒸好的西蓝花平菇取出，将芡汁浇于表面即可。

功效————————————

平菇可改善免疫功能，抗氧化；西蓝花富含维生素、膳食纤维等成分，能促进机体代谢。妈妈食用此菜可增强抗病力。

安全运动

·适合顺产妈妈的脚踝运动操

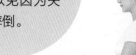

注意：妈妈在做脚踝运动时，最好采取坐姿或躺姿，而不要采用站姿，以免因为失去平衡而摔倒。

脚背用力向下压

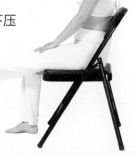

脚尖用力向上勾

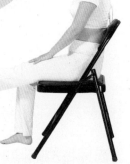

1 妈妈坐在椅子上，抬左腿伸直，脚背用力向下压，使膝关节、踝关节和足背成一条直线。

2 然后脚尖用力向上勾，反复做5~10次。换右腿重复以上动作。

·适合剖宫产妈妈的踮脚运动操

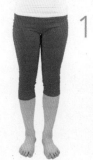

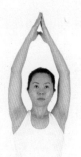

1 站立，双脚打开与肩同宽，收腹、夹紧臀部，双手在胸前呈抱球状，指尖微碰。注意，不要耸肩。

2 抬起脚跟，脚尖尽量向上拉的同时双臂向上伸展，双手逐渐合上，感觉身体从上到下绷紧成了一条直线，站立5秒钟后放下脚跟。重复以上动作3~5次。

产后第 3 周

日常生活

· 哺乳文胸必须穿

有些妈妈在坐月子期间嫌麻烦不穿文胸，这是不好的。因为文胸是很重要的，它能支持和扶托乳房，防止乳房下垂；能促进乳房血液循环，加速乳汁分泌；能避免乳汁淤积而引起乳腺炎；还能保护乳头免受摩擦。

· 选择合适的哺乳文胸

妈妈要根据自己乳房的大小及时调换文胸的大小和罩杯的形状；文胸的带子要有一定的拉力，能将乳房向上托起；文胸应选择透气性好的纯棉布料；最好穿胸前有开口的文胸，方便给宝宝喂乳。

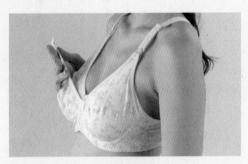

哺乳文胸

· 哺乳文胸清洗晾晒有讲究

哺乳文胸很娇气，要用内衣专用的中性洗涤剂单独手洗，洗好后把带子放入罩杯中，握在掌心挤压水分，这样可以避免罩杯变形。晾晒时，要采用三点悬挂，不要用肩带挂，因为水分的重量会将肩带拉长。

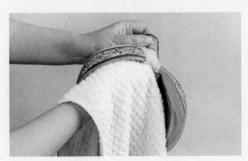

挤压控水

· 眼睛近视，产后需重新验光

近视妈妈，产后必须查一下视力，看看产后屈光度是否发生变化。如果确定已经发生了改变，应及时配新眼镜，这样对产后妈妈眼睛的健康有益。

· 保证充足睡眠是恢复身材的好方法

"梦幻睡眠瘦身法"非常适合产后身材恢复。这种方法主要利用身体的"瘦素"，在睡眠中促进新陈代谢，通过提高热量消耗来减少脂肪。

所谓"瘦素"，是指人体本身分泌的生长激素（hGH），这种激素可以加速体内脂肪的代谢。生长激素在晚上睡眠时分泌最多，特别是在入睡一个小时后分泌最旺盛。虽然睡眠时身体运行缓慢，但是贮存在体内的热量仍然不断消耗，新陈代谢仍会持续进行。

因此，充足的睡眠有助于瘦身。妈妈在哺乳的同时应尽可能提高自己的睡眠质量。

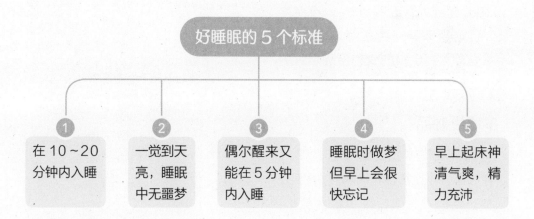

好睡眠的 5 个标准

1	2	3	4	5
在 10~20 分钟内入睡	一觉到天亮，睡眠中无噩梦	偶尔醒来又能在 5 分钟内入睡	睡眠时做梦但早上会很快忘记	早上起床神清气爽，精力充沛

· 产后妈妈弯腰要小心

产后妈妈做事不宜再风风火火。平时在拿取物品的时候，特别是举重物、举高东西、弯腰捡东西的时候，注意动作不要过猛，以避免拉伤腰部肌肉。若腰部不适，在抱宝宝的时候尽量用手臂和腿的力量，腰部少用力；捡东西的时候不要猛然弯腰，最好先将双腿前后分开，再下蹲，这样保持重心稳定的同时也分散了腰部用力。

健康饮食

· 增加碘的摄入

如果乳汁中缺碘，就会影响宝宝的智力发育，除了日常使用加碘盐以外，哺乳期女性还要增加海带、紫菜、扇贝、虾等含碘食物的摄入，每周进食1~2次，使碘每天摄入总量达到240微克即可。其中每天食用的碘盐约可提供120微克的碘，额外再从食物中摄入120微克即可满足需要。

· 及时增加钙的摄入量

妈妈在哺乳期钙的摄入每天要达到1000毫克，每天喝300~500克牛奶，同时摄取深绿色蔬菜、豆制品、小银鱼等含钙丰富的食物可满足钙的需求。

· 多吃豆制品

豆制品含有丰富的蛋白质。豆制品所含人体必需氨基酸与动物蛋白相似，同样也含有钙、磷、铁、维生素 B_1、维生素 B_2 和膳食纤维，是催乳佳品。

· 控制高热量食物的摄入

不哺乳的妈妈由于不存在泌乳哺喂，热量和营养需求没有哺乳妈妈高，随着产后身体逐步恢复，也应该考虑体重的逐步恢复。摄入热量每日不要超过2450千卡。如果孕期体重增加过多，还应该考虑慢慢地减轻体重。

· 多吃黄色食物

可以多吃南瓜、玉米、黄豆、胡萝卜等黄色食物，它们可为人体提供优质蛋白质、脂肪、维生素等营养素，尤以 β-胡萝卜素的含量最为丰富。

· 注意补充维生素 C

维生素 C 能增强机体抵抗力，因此，妈妈要多吃富含维生素 C 的蔬菜和水果，比如苹果、猕猴桃、莲藕、西蓝花等。

妈妈一日食谱推荐

餐次	搭配建议
早餐	小米红豆粥 红烧冬瓜
加餐	葱油饼
午餐	猪脚花生汤 牛奶馒头 葱烧海参
加餐	鸡蛋羹
晚餐	香菇肉末油菜 花卷
加餐	煮鸡蛋

· 食谱推荐

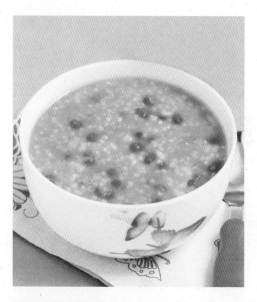

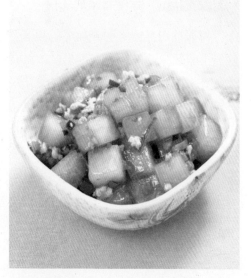

小米红豆粥

材料 红豆、小米各50克，大米30克。

做法

1 红豆洗净，用清水泡4小时，蒸1小时至红豆酥烂；小米、大米分别淘洗干净，大米用水浸泡30分钟。

2 锅置火上，倒入适量清水大火烧开，加小米和大米煮沸，转小火熬煮25分钟成稠粥。

3 将酥烂的红豆倒入稠粥中煮沸，搅拌均匀即可。

功效 ————

红豆富含维生素、蛋白质，妈妈适当多吃有催乳的功效，搭配小米做粥，易于消化，非常适合产后食用。

红烧冬瓜

材料 冬瓜300克，泡发的香菇、青椒、红椒各20克。

调料 葱花5克，酱油、蚝油各6克，植物油适量。

做法

1 冬瓜去皮，切成3~4厘米的方块，在上面打十字花刀；泡发的香菇冲洗，挤干，去蒂，切粒；青椒、红椒洗净，去蒂及籽，切粒。

2 锅内倒油烧热，放入冬瓜煎香，放香菇粒、辣椒粒炒香。

3 加适量清水没过冬瓜，加酱油烧开，加蚝油搅匀，撒葱花即可。

功效 ————

红烧冬瓜可利水消肿，有助于缓解产后水肿型肥胖。

安全运动

· 按摩脸部，促使肌肤复原

　　每天抽出几分钟时间做做脸部按摩操，可以有效提拉面部的线条，使面部皮肤保持紧致，让产后妈妈看起来年轻有活力。

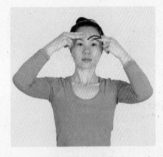

1 双手压在眉峰上，右手静止不动，左手以画圆圈的方式从眉峰向耳部按摩，反复按摩2分钟，再按另一侧。

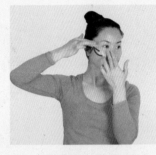

2 双手放在眼角下方，左手静止不动，右手由眼睛下方往太阳穴方向做提拉动作，最后着重按压太阳穴，反复按摩2分钟，再按另一侧。

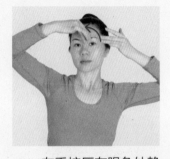

3 左手按压在眼角处静止不动，右手向额头方向提拉按摩，反复按摩并持续2分钟，再按另一侧。

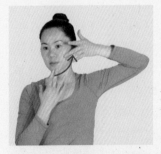

4 将右手放于下巴处，左手由下巴处向太阳穴以及耳朵方向进行提拉按摩，反复按摩2分钟，再按另一侧。

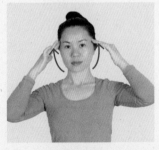

5 双手指腹按压太阳穴以及耳朵的周围，缓缓向上提拉按摩。

第10节

产后第4周

日常生活

· 妈妈的"漏奶"困惑

如果妈妈在生完宝宝后，奶水不断外流，俗称"漏奶"。从医学角度来说，漏奶是指乳房不能储存乳汁的现象。

漏奶和哺乳过程中的泌乳反射、条件反射及乳房结构等有关。有些妈妈产后气血虚弱，也可能发生漏奶现象。

原因分析

1 泌乳反射：在乳汁开始分泌的前几周，宝宝频繁吸奶会导致乳房出现泌乳反射，乳房受到刺激就容易发生漏奶。

2 条件反射：当妈妈看到别的妈妈哺乳时，会引起自身条件反射，出现漏奶现象。此外，当乳房淤积过多乳汁时，也容易产生漏奶。

3 乳房结构：如果妈妈乳头位置较低，也容易出现漏奶。此外，如果妈妈奶水过多，宝宝没有吸光，乳房充盈也会造成漏奶。

4 产后气血虚弱：妈妈在分娩时耗费了大量精力，且失血过多，加上产后饮食不均衡、休息不足，容易出现气血虚弱，进而导致漏奶。

解决漏奶的措施

有漏奶问题的妈妈，一定不要过于着急，要保持心情平定、放松，虽然没有什么百分之百有效的方法能避免哺乳期漏奶，但是可以采取一些应急措施。

1 佩戴合适的文胸，将乳房高高托起，保持乳头的位置不下垂。

2 当感觉乳胀时，要及时喂奶或将乳汁吸出。

3 减少刺激，尽量避免看到能够带来条件反射的场面。

4 事先准备些干净毛巾或防溢乳垫带在身边，以备擦拭或防打湿衣物。在公共场合出现漏奶时，可以双手交叉按压胸部，这样能防止奶水很快流出，然后到卫生间处理。

· 避免疲劳，保护手腕

妈妈要经常抱着宝宝喂奶，或做些简单的家务，还可能玩手机、电脑等，这都会导致手腕过于疲劳，造成手腕疼痛。所以妈妈要掌握抱宝宝的正确姿势，并减少玩手机和电脑的时间，多休息。如果调整了一段时间后，手腕仍不舒服，应及时就医，看是否患了肌腱炎，如果是，就需要在医生的指导下进行治疗。

· 不哺乳的妈妈，要采用科学的回奶方法

盲目不科学的回奶方法容易导致乳房胀痛，还会引起乳房下垂、乳腺增生等问题。因此，建议妈妈最好通过进食一些有回奶功效的食物来达到回乳的目的，这样更安全有效。

回奶期间注意事项

回奶期间，如果乳房胀得严重，可以挤出少许乳汁，但是不要完全挤空，否则会促进乳汁分泌，适得其反。也可用冰袋冷敷乳房，以缓解胀痛感。一旦乳房有硬块，要及时揉开，防止乳腺管堵塞。回奶期要减少对乳房、乳头的刺激，也一定不要再让宝宝吸吮，否则会刺激乳汁分泌。

马大夫贴心话

按需喂养，防止喂养过度

人工喂养宝宝时，要按需喂养，防止喂养过度，否则不利于宝宝的健康发育。对于健康的新生儿，只要进食量充足，婴儿配方奶粉是可以满足宝宝所需的全部营养的。

有些妈妈认为，宝宝吃配方奶粉必须要吃够包装上推荐的食用量才行。其实配方奶粉包装上推荐的食用量只是供参考的平均值，宝宝食量有大有小，就算同一个宝宝，也会出现有时吃得多、有时吃得少的情况。

相比食量，妈妈更应关注的是宝宝的生长发育曲线。只要宝宝的生长发育曲线在正常范围内且一直平稳上升，那么即使吃得比别人少也没关系。但如果宝宝的生长发育曲线出现偏离，应及时咨询医生。

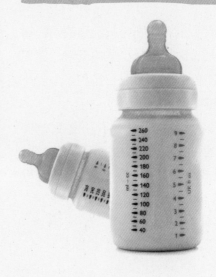

健康饮食

·补充锌、硒

锌有助于促进伤口痊愈及维持免疫系统功能，并能保持味觉及嗅觉灵敏。富含锌的食物有牡蛎、动物肝脏、花生、核桃、鱼类、豆类、蛋类、奶类、肉类及苹果等。

硒能提高人体的免疫功能，增强对疾病的抵抗能力，妈妈一定要适量补充。富含硒的食物有鱼、牡蛎、肉类、洋葱、番茄、西蓝花、黑芝麻等。

·补充维生素 A

维生素 A 能够帮助细胞对抗氧化，增强免疫细胞的活力，增加免疫细胞的数量。哺乳的妈妈如果乳汁中缺乏维生素 A，就会使宝宝生长缓慢，对宝宝眼部、呼吸道、泌尿系统的发育造成影响。

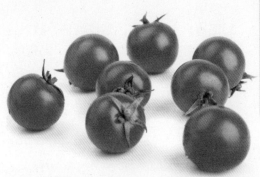

·宜吃些海带补碘和铁

海带中含碘和铁较多，碘是制造甲状腺激素的主要原料，铁是制造血红蛋白的主要原料，妈妈多吃海带，能增加乳汁中的碘和铁含量，有利于宝宝的生长发育。

海带中还含丰富的膳食纤维，可促进肠蠕动，防止便秘。

妈妈一日食谱推荐

餐次	搭配建议
早餐	胡萝卜丝炒肉 红豆红枣豆浆
加餐	煮鸡蛋
午餐	清蒸牡蛎 米饭 海带豆腐汤
加餐	牛奶馒头
晚餐	金针菇油菜 南瓜饼
加餐	酸奶

· **食谱推荐**

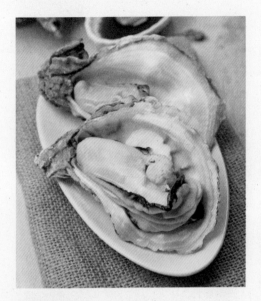

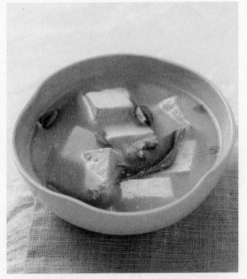

清蒸牡蛎

材料 新鲜牡蛎 500 克。

调料 生抽、香油各适量。

做法

1 新鲜牡蛎用刷子刷洗干净；生抽和香油调成味汁。

2 锅内放水烧开，将牡蛎放入蒸屉。

3 蒸至牡蛎开口，再过 3~5 分钟出锅，蘸味汁食用即可。

功效 ————————

牡蛎中富含钙、锌，可预防骨质疏松、增强体力。

海带豆腐汤

材料 北豆腐 200 克，海带 50 克。

调料 植物油、盐、葱花、姜末各适量。

做法

1 先将海带用温水泡发，洗净，切成丝。

2 将豆腐洗净，切成大块，放入锅内加水煮沸，捞出后，改刀切成小方丁备用。

3 锅置火上，倒入适量油烧热，放入姜末、葱花煸香，放入豆腐丁、海带丝，加入适量清水，大火烧沸，加入盐，改用小火炖 10 分钟，使海带、豆腐入味。

功效 ————————

这道汤可帮助哺乳期妈妈补钙、补碘。

安全运动

·床上转臀及抱膝运动

1 身体平躺，双脚并拢，屈膝。双手自然放在地上，转动臀部，双膝先向左下压地板，再向右下压地板。下压双膝时，脚尖应尽量定住不动，这样效果较佳。

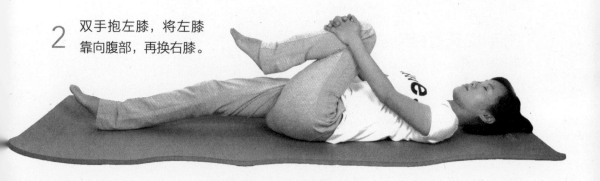

2 双手抱左膝，将左膝靠向腹部，再换右膝。

3 双手抱双膝，同时靠向腹部。

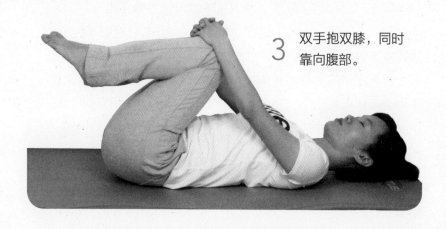

产后第 2 个月

日常生活

•"大姨妈"来了，也不影响喂奶

不哺乳的妈妈，"大姨妈"一般在产后6~8周恢复；哺乳妈妈的月经复潮会延迟，通常在产后4~6个月恢复，也有在产后1年甚至更长时间恢复的。而"大姨妈"来了，并不影响喂奶。当妈妈来月经时，乳汁分泌量会暂时减少，但月经过去了乳汁又会多起来，而且来月经期间的乳汁质量是不受影响的，所以不影响喂奶。

• 产后 42 天检查莫忽视

妈妈在产后42天要去医院检查，这样可以让医生准确了解自己的身体恢复情况。如果发现异常，可以及时治疗，防止留下后遗症。有些妈妈初为人母，忙得焦头烂额，抽不出时间做检查，这是不对的，因为拥有了健康的身体，才能更好地照顾宝宝。具体的检查项目依据各医院情况而定。

• 产后 42 天复查，若恢复良好可恢复性生活

现在，妈妈的恶露基本没有了，白带也开始正常分泌。从理论上讲，自然分娩的妈妈此时可以过性生活了，但是，如果感到疼痛和不舒服，建议推迟。剖宫产妈妈最好等产后3个月再过性生活。

需要注意的是，在恶露未净时绝对禁止性生活，因为阴道有出血时，标志着子宫内膜创面未愈合，过性生活会导致细菌侵入，引起产褥感染，甚至引发产后出血。此外，在产道伤口未完全修复前过性生活，会延迟伤口的愈合，让妈妈感到伤口疼痛，还会导致伤口裂开。

· 多进行户外活动

如果天气温暖无风的话，妈妈可以带着宝宝到户外晒晒太阳。在户外活动既可以呼吸到新鲜的空气，还能让宝宝开始认识这个美妙的世界，也能让妈妈的母亲角色认同感更强烈一些。此外，外出活动还可以预防和缓解产后抑郁。

· 注重个人形象，利于瘦身

很多妈妈把全部精力投入在照顾宝宝上，没有时间也没有心情好好收拾自己，虽说不至于蓬头垢面，但是相比孕前的靓丽还是差了很多。

其实，当妈妈后不妨每天挤出点时间来打扮自己。比如，好好梳梳头，弄个漂亮的发型；好好洗个脸，做个脸部按摩……这样做不仅会增加身体的活动量，同时让妈妈看到一个美丽的自己，也会给自己一个好心情，增加自己瘦身的动力。

· 按摩足三里穴

足三里穴作为胃经上的合穴，是胃经经气充盛之处。所以，按摩足三里穴可以调和气血、补中益气，同时还可起到瘦臀、瘦小腿的功效。

每天用大拇指或中指用力按压两侧足三里穴各1次，每次按压5分钟，酸胀感较强才会有效果，如果只是轻轻按揉，是起不到作用的。

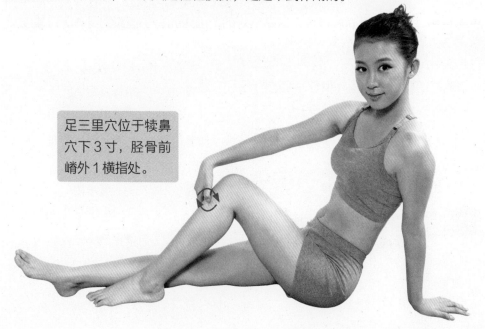

足三里穴位于犊鼻穴下3寸，胫骨前嵴外1横指处。

健康饮食

· 重视补钙

处于哺乳期的妈妈，对钙的需求量非常大，每天需要摄入1000毫克钙。由于哺乳期妈妈每分泌乳汁1000~1500毫升，就会失去约500毫克的钙，所以产后更要重视补钙，预防骨质疏松，同时也可避免宝宝缺钙。

· 更健康的烹饪方法

食材切成大块烹饪

鱼、肉、菜切成大块烹饪时一般吸油少，而切得细小吸油量自然多了，这样摄入的热量就会很高。所以少吃油的一个关键是食材不要切太细。

以水代油烹饪法

以水代油烹饪法简称"水滑法"，将它运用于副食烹调中，有助于降低菜肴制品的脂肪含量，减少营养素的损失，吃起来更健康。

高汤去除浮油

像红烧肉、粉蒸小排或以骨头熬出来的高汤都会有油脂溶出。教你一个去油小妙方：在烹煮后先将汤放在冰箱冷藏一夜，等到油脂浮出凝固后，去除上层浮油，就可以减少油脂的摄入量了，炖、卤肉类也可用同样的方法去油。

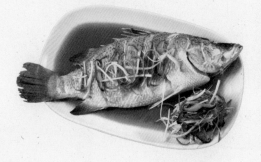

妈妈一日食谱推荐

餐次	搭配建议
早餐	葱花饼 丝瓜虾皮粥 香菜炒猪血
加餐	乌鸡山药汤
午餐	米饭 排骨豆腐虾皮汤 胡萝卜炒西蓝花
加餐	鸡蛋番茄疙瘩汤
晚餐	南瓜饼 熘腰花 白菜烧平菇
加餐	栗香黑米黑豆浆

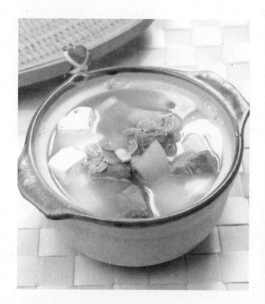

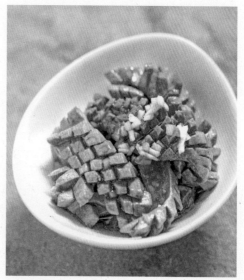

排骨豆腐虾皮汤

材料 排骨100克，豆腐200克，虾皮5克，洋葱50克。

调料 姜片、料酒、盐各适量。

做法

1 洋葱去老皮，洗净，切片；排骨洗净，斩段，用沸水焯烫，撇出浮沫，捞出沥干水分；豆腐洗净，切块。

2 将排骨、姜片、料酒放入砂锅内，加入适量水，大火煮沸，转小火继续炖煮至七成熟；加豆腐块、虾皮、洋葱片，继续小火炖煮至熟，加盐调味即可。

功效 ————————————————

豆腐、排骨、虾皮富含钙和蛋白质，此汤可补钙、提高乳汁质量。

熘腰花

材料 猪腰300克。

调料 葱花、姜末、蒜末、酱油、料酒、水淀粉各5克，盐3克，植物油适量。

做法

1 猪腰洗净，除净腰臊，用刀划出深而不透的麦穗花形，再切成长条，放入沸水中，焯烫至腰子打卷成花状，迅速捞出沥干；取小碗，放入酱油、盐、水淀粉，制成味汁。

2 锅置火上，放油烧热，放入葱花、姜末、蒜末爆香；再放入腰花，加入适量料酒翻炒，倒入味汁翻炒均匀即可。

功效 ————————————————

这道菜具有补肾气的作用，可辅助治疗肾虚腰痛、水肿等症。

安全运动

·舒缓关节操

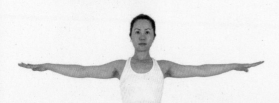

1 双脚平行略分开站立，用大腿内侧夹紧瑜伽砖，双手自然垂放在身体两侧。吸气，同时双臂缓缓抬起。

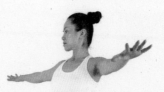

2 呼气，同时手臂带动身体向右侧扭转，吸气时回到原位。呼气，同时向左侧扭转。每次做2组。

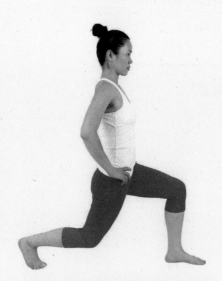

3 双手叉腰，身体慢慢下蹲，左腿在前，大腿与小腿成直角，右腿尽量往后拉，右脚跟抬起做上下压腿动作。左右腿交换再做一次。

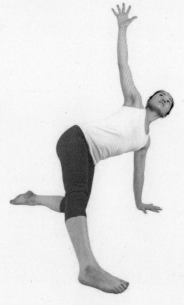

4 左腿屈膝跪在瑜伽垫上，右腿向外侧平伸，左手掌支撑地面，吸气，同时右手臂向屋顶方向伸展，眼睛看向右手指尖。换另一侧重复上述动作。

产后第 3 个月

日常生活

·产后瘦身计划

产后瘦身不能操之过急，一定要循序渐进地进行，以免给身体带来伤害。

运动是控制体重非常有效的方式，还有助于改善体形。此外，运动可以使松弛的肌肤变紧致，并有助于降低内脏脂肪含量。找到合适的产后运动项目，能帮助妈妈尽快恢复身材。

 马大夫贴心话

产后瘦身计划表

月子期：均衡饮食，不增重。

产后第 2 个月：控制热量摄入，散步、快走是较好的运动项目。

产后第 3 个月：将减重提上日程，饭前 1~2 小时运动效果最好。

产后第 4 个月：开始减肥了，消脂食材可以帮上忙，上下楼梯时加快速度也可以燃烧脂肪。

产后第 5 个月：可以加大运动强度，进行力量训练，有针对性地进行腹、腰、腿部位的运动锻炼。

产后第 6 个月：减肥的黄金期，这时身体新陈代谢的速率基本恢复正常，一定要把握好这一良机，游泳、健美操、瑜伽都是不错的选择。

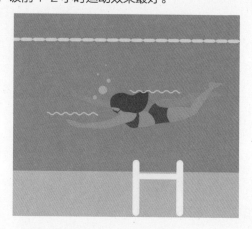

健康饮食

· 选择天然食物

懂得吃，才会瘦。瘦身的成功，很大程度上取决于吃的食物。建议挑选天然的食物，少吃深加工食品。

也就是说，选择吃新鲜牛肉片、牛排，而不吃加工过的牛肉干，因为牛肉干的加工过程中，会加入许多添加剂。同样的道理，吃鱼而不吃速冻鱼丸、鱼饺，吃水果而不吃水果干，食物越天然越好。

· 吃点瓜皮消脂瘦身

冬瓜皮、西瓜皮和黄瓜皮是所有果蔬皮中清热利湿、消脂瘦身作用最好的，因此可以将这三种瓜皮加入三餐中食用。食用西瓜皮的时候，需先刮去蜡质外皮，冬瓜皮需先刮去绒毛硬质外皮，这两种瓜皮可以炒菜吃，也可以煮水喝。黄瓜皮可以直接食用，所以在吃黄瓜的时候尽量不要削皮。也可以将三种瓜皮一起焯烫1分钟，冷却后凉拌食用。

· 多吃淡斑食物

很多妈妈的妊娠斑在产后仍没有消退。可以在饮食中适当多吃有助于淡化色斑、防止色素沉着的食物，比如黄豆及豆制品、牛奶、丝瓜、番茄等。这些食物对消除妊娠斑有一定的辅助作用。如果妊娠斑比较严重，可以在医生指导下应用药物治疗。

· 每周吃1~2次深海鱼

金枪鱼、三文鱼等深海鱼中富含ω-3不饱和脂肪酸成分，可促进皮肤胶原蛋白的产生，减少皱纹，避免皮肤变得松弛。对于哺乳期妈妈来说，每周吃1~2次深海鱼还可提高乳汁质量，促进宝宝的大脑发育。

妈妈一日菜单

餐次	搭配建议
早餐	南瓜汤 全麦面包　煮鸡蛋
加餐	苹果
午餐	干煸鳝段 蒜蓉西蓝花 红豆饭 红枣莲子鸡汤
加餐	葱香糯米卷　蜂蜜梨水
晚餐	清蒸黄花鱼 什锦面　香蕉
加餐	牛奶

·食谱推荐

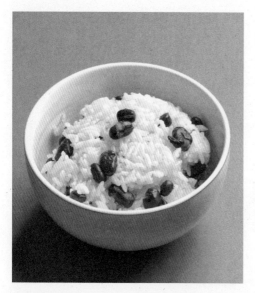

红豆饭

材料 大米 150 克，红豆 80 克。

做法

1 大米淘洗干净，浸泡 30 分钟；红豆洗净，浸泡 2~3 小时。

2 将大米和浸泡好的红豆倒入电饭锅中，加适量清水，盖上锅盖，按下"煮饭"键，蒸至电饭锅提示米饭煮好即可。

功效 ———————————

红豆饭既可帮助妈妈利水消肿，也可补充能量。

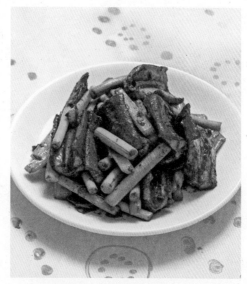

干煸鳝段

材料 净鳝鱼段 400 克，芹菜段 100 克，蒜薹段 50 克。

调料 姜丝 2 克，豆瓣酱 5 克，酱油、料酒、醋各 10 克，白糖 8 克，植物油、盐各 3 克。

做法

1 锅内放油烧至八成热，爆香姜丝、豆瓣酱，放入鳝鱼段炒香。

2 放入芹菜段、蒜薹段，淋入酱油、料酒、醋，炒熟，加盐、白糖炒匀即可。

功效 ———————————

鳝鱼可补中益气、滋补肝肾，是温补强壮剂，适合产后妈妈食用。

安全运动

· 半脊椎扭转

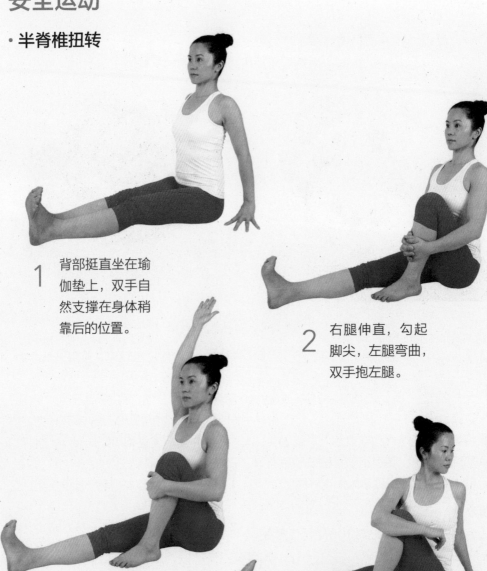

1 背部挺直坐在瑜伽垫上，双手自然支撑在身体稍靠后的位置。

2 右腿伸直，勾起脚尖，左腿弯曲，双手抱左腿。

3 吸气，右臂贴近耳朵向上伸展，左手抱住左腿。

4 右手臂放在左膝上，左手放在身后，呼气，上身向左后方扭转，均匀呼吸，保持15秒。然后吸气，回到步骤1，换另一侧重复上述动作。

产后第 4 个月

日常生活

· 产后性生活要注意节制

产后妈妈由于经历了分娩的疼痛，加上心思都在宝宝身上，会对性生活有一些抵触情绪。此外，由于阴道内壁依然薄弱，易引起疼痛，也会使产后妈妈对性生活产生抵触。

产后性生活要注意节制，丈夫要体贴妻子，理解妻子的恐惧心理，安抚好妻子的情绪，逐渐培养两人的亲密感觉，慢慢恢复夫妻性生活。

· 合理避孕

产后妈妈即使没有月经也可能排卵。排卵的恢复与母乳喂养直接相关，可能早于月经恢复，也可能晚于月经恢复。一般来说，妈妈还没有月经，宝宝不足 6 个月，且采用纯母乳喂养，怀孕的可能性非常小；妈妈的月经恢复，或宝宝超过 6 个月大，或开始给宝宝添加辅食了，如果发生性关系，就有可能怀孕。由于避孕药中的雌激素可能影响乳汁分泌，所以处于哺乳期的妈妈最好使用避孕套进行避孕。

· 进行短途旅行

对于大多数产后妈妈来说，这时身体已经基本恢复，是可以安排一个短途旅行的。如骑自行车到郊外或公园缓解一下压力，放松一下心情。既有利于身体的恢复，还可帮助缓解抑郁情绪。

· 洗澡刮痧，轻松燃烧脂肪

洗澡的时候准备个刮痧板，沿着肚脐两侧刮痧。对这个区域刮痧可以帮助消化，有助于燃烧脂肪。平时握拳轻敲肚脐两侧也有燃脂的效果。

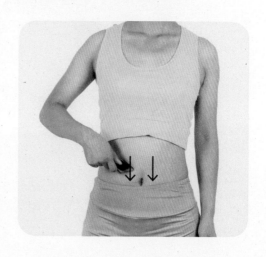

健康饮食

· 选择健康零食

干果是健康零食的优选。核桃、杏仁、花生、榛子等食物中，含有磷脂、蛋白质、不饱和脂肪酸等，可以帮助抗氧化、防衰老、健脑和舒缓心情。水果也是健康零食的一种，苹果、香蕉、猕猴桃、梨等富含维生素和矿物质，有利于排毒养颜、补充水分。全麦面包、全麦饼干、燕麦片等，是增强饱腹感的安全零食，富含膳食纤维，可促进肠道健康，还可以预防血糖和胆固醇升高。

· 每天一杯果蔬汁

果蔬中含有丰富的维生素、矿物质、植物化学物（如番茄红素）等，这些营养元素能帮助身体打造干净的内部环境，促进新陈代谢，帮助燃烧脂肪，塑造不发胖的体质。

按照"彩虹饮食法"把果蔬分成红色、绿色、黄色、紫色及白色五种，每种颜色的果蔬富含的营养素不同，将不同颜色的果蔬搭配到三餐中，就很容易达到营养均衡的目的。另外，颜色鲜艳的果蔬都具有很好的抗氧化作用。

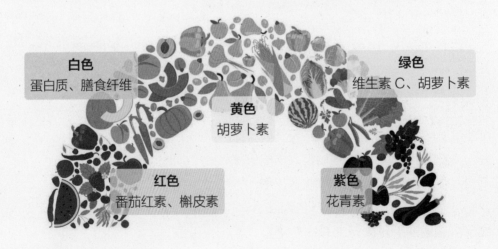

白色
蛋白质、膳食纤维

绿色
维生素C、胡萝卜素

黄色
胡萝卜素

红色
番茄红素、槲皮素

紫色
花青素

· 合理安排一日三餐

每天早、午、晚三餐宜按时按量吃，这样可以让全天的热量均衡。如果两餐合并为一餐，一下子摄取过高的热量，身体不容易消耗，就会转化成脂肪囤积在

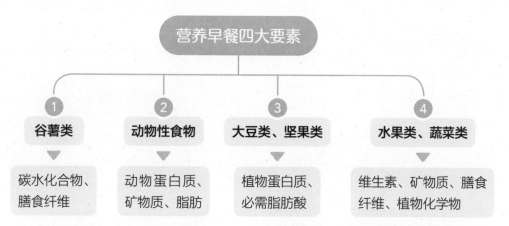

营养早餐四大要素

1 谷薯类	2 动物性食物	3 大豆类、坚果类	4 水果类、蔬菜类
碳水化合物、膳食纤维	动物蛋白质、矿物质、脂肪	植物蛋白质、必需脂肪酸	维生素、矿物质、膳食纤维、植物化学物

体内。瘦身的过程中一定要好好吃早餐，因为早餐是一日三餐中最不容易转化成脂肪的一餐。

建议起床后空腹喝一杯温蜂蜜水，有助于清理肠胃，长时间坚持有助于缓解便秘和淡化色斑。如果你特别想吃高热量的食物，比如奶油蛋糕、巧克力等，可以选在早上吃，以便在体力最旺盛的时间内将热量消耗掉。

午餐在一天当中起着承上启下的作用。营养丰富的午餐可使人精力充沛，学习、工作效率提高。晚餐不应大快朵颐，否则会使热量堆积过多，导致第二天的早餐和午餐没有胃口，第二天早餐、午餐吃不好，晚餐又会因饥饿而吃得过多，如此恶性循环，机体的新陈代谢就会减慢。

· 食物温度以"不烫不冷"为佳

食物温度应该以不烫不凉为宜。吃得太凉会刺激胃，引起胃黏膜收缩，影响胃的功能；如果饮食过烫，不仅会伤害牙齿，对食管黏膜和胃黏膜也会造成损伤，可使胃黏膜保护作用降低、胃黏膜血管扩张，严重的还会导致胃黏膜出血。

妈妈一日食谱推荐

餐次	搭配建议
早餐	全麦面包 蜂蜜土豆粥 煮鸡蛋
加餐	酸奶 全麦饼干
午餐	肉炒胡萝卜丝 葱香糯米卷 麻酱西蓝花
加餐	红枣莲子鸡汤
晚餐	番茄面 清炒白菜
加餐	热带风情混合果汁

· 食谱推荐

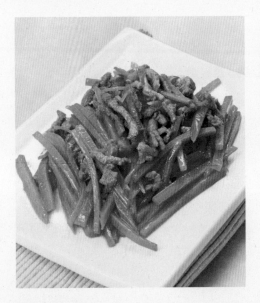

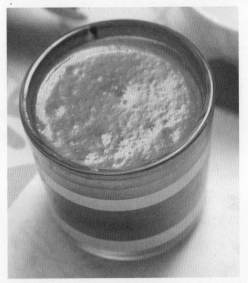

肉炒胡萝卜丝

材料 胡萝卜250克，瘦猪肉100克。

调料 葱丝、姜丝各5克，料酒、酱油各10克，盐4克，植物油适量。

做法

1 胡萝卜洗净，去皮切丝；猪肉洗净，切丝，用料酒、酱油腌制。

2 锅内放油烧热，用葱丝、姜丝炝锅，下入肉丝翻炒，至肉丝变色盛出。

3 炒锅倒油烧热，放入胡萝卜丝煸炒一会儿，加入盐和适量水，稍焖；待胡萝卜丝烂熟时，加肉丝翻炒均匀即可。

热带风情混合果汁

材料 芒果100克，菠萝40克，木瓜75克。

调料 盐少许。

做法

1 芒果去皮、核，切块；菠萝去皮，切小块，放入盐水中浸泡15分钟；木瓜去皮、籽，切小块。

2 将上述食材倒入榨汁机中，加入少量凉饮用水，搅打均匀后倒入杯中即可。

功效

这款蔬果汁富含维生素和膳食纤维，可帮助产后妈妈通肠道、防便秘。

安全运动

·收肋骨操

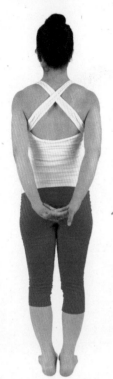

1 双腿并拢站直，双手在后背伸直，十指交叉使手腕外翻，手掌撑向地板方向。

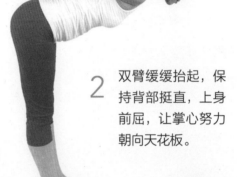

2 双臂缓缓抬起，保持背部挺直，上身前屈，让掌心努力朝向天花板。

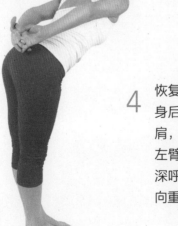

3 上半身大幅度向左转，腰部要有用力扭转的感觉，保持姿势深呼吸3次。反方向重复动作。

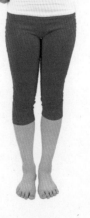

4 恢复站姿，双手在身后交握，打开双肩，尽量向右拉伸左臂，拉到极限时深呼吸3次。反方向重复动作。

产后第5~6个月

日常生活

· 巧用不粘锅

普通炒锅炒菜时很容易粘住食材，通常炒菜需多加油以防粘锅，这样就会在不知不觉中吃进过量的油脂。建议选用不粘锅，做饭时坚持低脂少油的原则，避免发胖。

· 巧做低强度有氧运动

要想脂肪燃烧快，可以选择持续性的中低强度运动，不仅脂肪燃烧效果佳，而且还可以舒缓心情，让瘦身变得更快乐。在运动中自言自语，如果可以呼吸顺畅地说出完整句子，说明目前处于低强度有氧运动；如果是一句三喘气地说出一句话，那说明身体缺氧，需要调整运动强度。

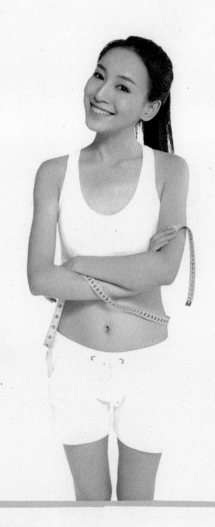

 马大夫贴心话

把握燃脂黄金期

产后第5~6个月是瘦身的黄金期，一定要把握好这一良机，均衡饮食，控制热量。这时身体新陈代谢的速度基本恢复正常，游泳、做健美操都是不错的选择。

健康饮食

·补充 B 族维生素

代谢不平衡是身体容易堆积脂肪的原因之一，而 B 族维生素是影响身体代谢的重要营养素，维生素 B_1、维生素 B_2、维生素 B_6 和维生素 B_{12} 可以促进脂肪、蛋白质、糖类的代谢，具有燃烧脂肪、避免脂肪囤积的瘦身功效。

B 族维生素的主要来源是粗粮、蔬果和蛋奶类等。日常饮食中多摄取 B 族维生素含量丰富的食材，可促进身体代谢，有利于产后瘦身。

·选对苦味食材，轻松代谢身体废物

苦味具有排毒、泄热、疏泄的功效。因此，食用带苦味的食物可以将体内的毒素清除。苦味食材中最有代表性的是苦瓜。苦瓜中有一种被誉为"脂肪杀手"的特殊成分——高能清脂素，即苦瓜素，有降糖、降脂的作用。所以，苦瓜被认为是有效的天然减肥蔬菜。

·果蔬汁帮助破解平台期

有些妈妈产后瘦身初期的成果会很显著，等到中期的时候会出现一点停滞，可能几周内体重都没有变化。此时不要着急，这是身体在自我调整，在为下一阶段的减重做准备。

产后瘦身的妈妈可以选择一些香气比较浓郁的果蔬榨汁，比如芹菜、柑橘、菠萝、香蕉等，帮助安抚忧郁、焦躁的情绪，缓解减肥压力，让每一天都充满活力！

·选择血糖生成指数（GI）低的食物

说到血糖生成指数，往往会和糖尿病联想到一起，其实产后减肥也要考虑到食物的血糖生成指数。所谓血糖生成指数，是指当我们摄入食物后，身体中血糖变化的程度。一般情况下，摄取高血糖生成指数的食物，血糖值会急剧上升，造成胰岛素大量分泌，多余的血

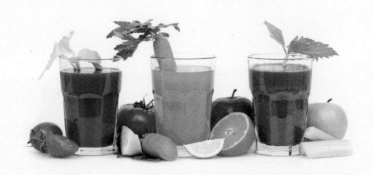

糖就会转化为脂肪，人就容易变胖；而摄取低血糖生成指数的食物，食物在肠胃中存留的时间会久一些，饱腹感相对会延长，人就不容易发胖。

GI 较低的食物

通常把 GI 小于 55 的食物称为低 GI 食物，GI 为 55～70 的称为中 GI 食物，GI 高于 70 的称为高 GI 食物。平时吃的大米饭、馒头、大米粥等，GI 通常在 80～90 之间，建议减肥的妈妈少吃。

谷类食物大多属于中、高 GI 食物，但个别食物 GI 也较低，如玉米糁粥 GI 为 52，黑米粥 GI 为 42.3，全麦面条 GI 为 37.0，这些均是低 GI 食物，可适量多吃。

低 GI 食物很"顶饿"

鱼虾类、肉类和蛋类食物的主要营养成分包括水分、蛋白质和脂肪，本身含糖量很少（1%～3%），不但能防止血糖升高速度过快，还能提供更全面、更优质的营养。另外，鱼虾类、肉类和蛋类食物在胃内停留时间较长，很"顶饿"，可以间接减少主食摄入量，延缓餐后血糖升高速度。

杂豆类食物 GI 通常都很低

红豆、芸豆、绿豆、蚕豆等杂豆类食物，其所含淀粉不易糊化，且富含膳食纤维，属于低 GI 食物，升糖速度很慢，可以代替部分谷类食用。

• 少吃夜宵

晚上副交感神经活跃，很容易储存热量，吃完夜宵不久就上床睡觉，没有来得及消耗的食物热量就会转换成脂肪储存在身体中。如果夜宵吃的是高脂肪、高蛋白质的食物，很容易使人体内的血脂升高。晚上吃得多或者多次进食，会给肝脏带来负担，导致胆固醇明显增多，并且刺激肝脏制造更多的低密度脂蛋白，阻碍体内脂肪的燃烧，最终导致肥胖。

但是，睡前饥饿可能不利于睡眠，此时需要选择相对健康的夜宵食物。

妈妈一日食谱推荐

餐次	搭配建议
早餐	煮鸡蛋 小米粥
加餐	全麦面包
午餐	凉拌魔芋丝 菠萝鸡饭 菠菜汤
加餐	牛奶馒头
晚餐	爽口木耳 凉拌西蓝花 萝卜排骨汤
加餐	酸奶

· 食谱推荐

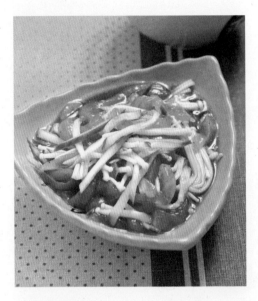

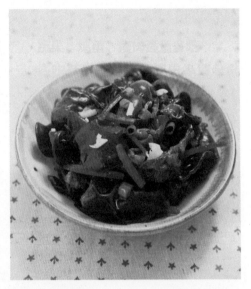

凉拌魔芋丝

材料 魔芋100克，黄瓜、金针菇各50克。

调料 酱油、白醋各10克，盐2克。

做法

1 魔芋冲洗一下，切成丝；金针菇洗净，与魔芋丝一起放入沸水中焯一下，捞出；黄瓜洗净，切丝。

2 魔芋丝、金针菇和黄瓜丝全部放入碗中，加酱油、盐、白醋搅拌均匀即可。

功效

这道菜中含有很多的葡甘露聚糖，具有强大的膨胀力，既可填充胃肠，消除饥饿感，又可控制体重。

爽口木耳

材料 水发木耳200克，青椒、红椒各10克。

调料 葱末、蒜末、盐各3克，生抽、白糖、醋各5克。

做法

1 木耳择洗干净，撕成小朵，焯熟，捞出放凉，控净水；青椒、红椒去蒂及籽，切丝。

2 将木耳、青椒丝、红椒丝、葱末、蒜末、盐、白糖、生抽、醋拌匀即可。

功效

这道菜富含膳食纤维，可促进胃肠蠕动，减少人体对食物中脂肪的吸收。

安全运动

·地板游泳操

　　选择硬板床或者将瑜伽垫铺在地板上。运动时注意调整呼吸，运动间隔和运动频率根据自身情况调整。

注意：最开始可只练习1~2组，等身体适应后，再逐步增加运动次数，每天的运动时间控制在半小时以内。

1 趴在地板上，双手自然贴放在身体两侧，运用腰部力量，让上半身尽量抬起。

2 模仿游泳时手臂的划水动作，手臂慢慢向前，准备划水。

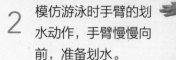

3 曲肘使双臂慢慢举向头顶，在头顶轻击双掌。

4 再展开双臂，向后划水，手臂回归身体两侧。

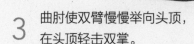

5 双腿紧贴地板，双膝分开向两侧弯曲，模仿踩水动作，然后打开双脚尽量往两侧伸展。

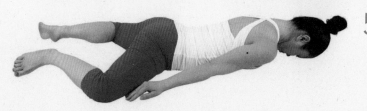

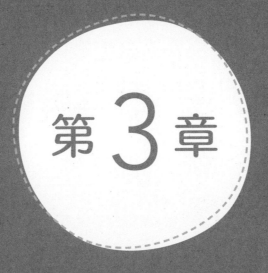

第3章

产后呵护乳房

实现奶多不下垂

说说乳房的变化

乳房，在女性一生中扮演着重要的角色，怀孕、分娩、哺乳、断奶，不同的经历和体验让乳房发生不同变化。特别需要注意的是，孕期和哺乳期也是女性乳腺疾病发病率较高的时期，因此在孕育宝宝和哺喂宝宝的阶段，妈妈需注意更精心地呵护乳房。

孕早期	怀孕后，由于受催乳素、孕激素等的影响，孕妈妈的乳房会增大、膨胀，乳头增大变黑、乳晕变黑
孕中期	此阶段，孕妈妈的乳房继续增大，挤压乳头可能会有少量的乳汁溢出
孕晚期	本阶段，孕妈妈乳房的大小已是孕前的 2~3 倍，肿胀感非常明显
产后 2~3 天	此时，妈妈的双侧乳房开始分泌乳汁。需要注意的是，此时分泌的乳汁量虽然较少，却是非常珍贵的初乳，一定要给宝宝喂食，不能丢掉
整个哺乳期	• 在宝宝吸吮乳头的刺激下，妈妈的乳腺组织变得越来越发达，整个哺乳期间会不断地分泌乳汁，乳房外观看上去非常丰满、坚挺。 • 要保证充足的奶量，妈妈需做到：①让宝宝多吸；②多喝水和汤；③保持愉快的心情和充足的休息；④摄入均衡的营养。 • 要防止乳房变形、大小不一，妈妈就要做到：①保持正确的哺乳姿势；②左右乳房轮流喂，均衡授乳；③穿合适的胸衣；④适当按摩；⑤坚持锻炼
断奶后	断奶后妈妈的乳腺不如哺乳期发达，此时乳房会逐步恢复到怀孕前的大小，妈妈应坚持合理的饮食、运动，适当按摩乳房，以防乳房下垂

乳房自检

很多患有乳腺疾病的女性，常常病情到了中晚期才到医院检查，贻误了治疗时机。其实，如果能够及早发现身体的预警信号、提早治疗，就可以明显改善乳腺疾病的预后。所以，把乳房自检当成必修课，及早发现乳腺疾病，对女性而言非常重要。如果通过自检发现异样，建议及时去医院确诊是否存在疾病。

触摸自检

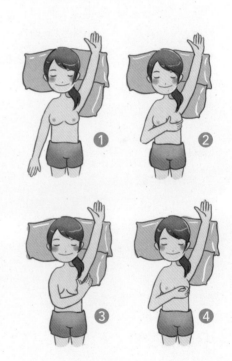

1 平躺在床上，裸着上身，先高举左臂，在左肩下垫一个小枕头，这样的姿势可以让左侧的乳房变得平坦。

2 用右手食指、中指、无名指的指腹仔细缓慢地触摸左侧乳房，按照顺时针方向从乳房外围逐渐移动触摸至乳头，检查是否有硬块、肿胀和压痛感。

3 检查腋下淋巴是否有肿大。

4 用拇指和食指轻捏乳头，看看是否有液体（除乳汁外）排出。然后用同样的方法自检右侧乳房。

照镜自检

裸着上身，自然站立，双手高举过头顶，对镜自照，仔细查看。

双乳的形状是否有变化	肌肤上有无红肿、皮疹、褶皱等异样	乳头是否在同一水平线上	乳头是否有抬高、回缩、凹陷等现象	轻压乳头是否有异常分泌物（有乳汁是正常的）

养护乳房的饮食

乳房偏爱的营养素

有些妈妈因害怕乳房下垂而拒绝给孩子哺乳。其实，完全没必要。要想使乳房健康、具有曲线美，可以在饮食上多花心思，保证合理的营养摄入。接下来，我们来了解一下哪些营养素有养护乳房的效果，以便有针对性地摄入食物，维护乳房的健康美丽！

• 蛋白质

丰胸功效： 蛋白质的摄入量决定着乳汁的质量和数量。另外，摄取优质蛋白质可以使乳房的皮肤光滑细腻，还可使乳房圆润、挺拔。

饮食来源： 豆类及豆制品、肉类、鱼虾类、蛋类、奶类等。

• B 族维生素

丰胸功效： 可促进人体代谢、修复皮肤损伤，有助于维持乳房形态，还可使胸部皮肤富有弹性。

饮食来源： 粗粮、大豆、牛奶、猪肝、牛肉等。

• 维生素 C

丰胸功效： 可以帮助清除体内自由基，起到抗衰老作用，还可促进胶原蛋白合成，保持乳房皮肤的弹性。

饮食来源： 新鲜水果和蔬菜，如油菜、番茄、芥蓝、猕猴桃、鲜枣、橙子、柠檬等。

• 铬

丰胸功效： 铬可促进葡萄糖的吸收，并促进葡萄糖在乳房等部位转化成脂肪，让乳房丰满圆润。

饮食来源： 动物类食物中可以选择海产品，比如海参、牡蛎、鱿鱼等；植物类食物中全谷物、豆类、坚果、紫菜、黑木耳的铬含量很丰富。

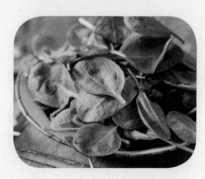

• 维生素E

丰胸功效： 维生素E可以促进乳腺发育。

饮食来源： 坚果、蛋、奶、谷物、动物肝脏等都是维生素E的良好来源。

• 大豆异黄酮

丰胸功效： 大豆异黄酮被称为"植物雌激素"，对体内激素分泌、蛋白质合成有一定的刺激作用，是天然的丰胸佳品。

饮食来源： 主要来源于大豆类及其制品。

防病又丰胸的饮食建议

• 克制欲望，吃肉要适量

乳房大小取决于乳腺组织和脂肪的数量，胸部脂肪过少，会导致乳房外围的皮肤松弛，甚至腺体组织萎缩，乳房变小、萎缩。食用肉类是获取脂肪的一个很好的途径，适当吃肉不仅可以增加胸部的脂肪量，还能获得蛋白质、铁等成分。但是过量食肉，尤其是过量食用肥肉会导致胆固醇的摄入过多，不仅容易导致肥胖，还会刺激人体分泌过量的雌激素，而绝大多数乳房肿块与雌激素过量分泌相关。

因此，吃肉要适量，每天控制在100克以内，且尽量选择瘦肉。

• 别过度节食

过度节食会影响营养的摄入，人体缺少营养就会消耗体内储藏的脂肪和蛋白质，而胸部脂肪减少，就会导致皮肤松弛、胸部变小甚至下垂。而且对于哺乳期的妈妈来说，过度节食还会导致奶量不足，也影响乳汁质量。

• 少吃油炸食物

油炸食物，香酥可口，但其所含的热量很高，长期食用会使乳腺增生严重。另外，油炸食物中往往含有一定的致癌物质，长期食用还有致癌的风险。

因此，为了乳腺的健康，远离乳腺癌、乳腺增生疾病，就要克制自我，少吃炸麻花、炸春卷、炸丸子、油条、油饼等高热量高油脂的油炸食物。

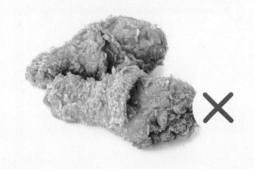

乳房塑形运动

丰胸瑜伽

次数：重复做 10 次。

功效：可以使胸部坚挺、有弹性，还有助于促进胸部血液循环和淋巴循环的正常运行，让女人在获得美妙身材的同时，预防乳腺疾病。

· 方法

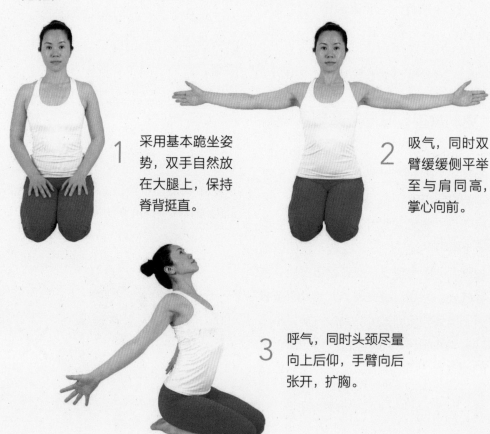

1 采用基本跪坐姿势，双手自然放在大腿上，保持脊背挺直。

2 吸气，同时双臂缓缓侧平举至与肩同高，掌心向前。

3 呼气，同时头颈尽量向上后仰，手臂向后张开，扩胸。

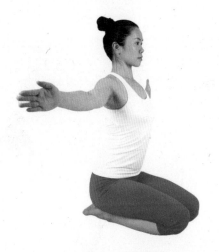

4 吸气，还原到
步骤2。

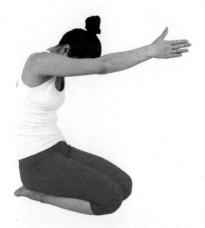

5 呼气，同时头颈向前弯曲，双臂保
持平行于地面向前收拢，尽量向前
伸直，背部自然成弧形；吸气，回
到步骤2，呼气。

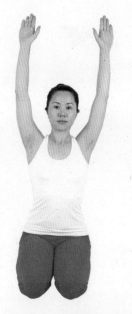

6 吸气，同时双臂从身体前
向上伸展，掌心向前。

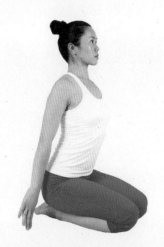

7 呼气，同时双臂再从体前向下滑落，
并向后方伸直，尽量做到最大限度；
吸气，回到步骤2，再慢慢均匀呼
吸，恢复到步骤1。

胸部健美操

妈妈分娩后，支撑乳房的韧带和皮肤受力加大，再加上要哺育宝宝，此时如果不注意保护乳房，很容易导致乳房下垂。因此，妈妈最好从产后第 4 周开始，做下面这套胸部健美操，可以帮助您的乳房保持美丽外形。

功效：预防和调理乳房下垂。

·方法

1 自然站立，双脚并拢，双手放于身体两侧，保持 10 秒钟。向前弯腰，双手放于膝盖上，上身尽量向前，挺直背部，收缩腹部，保持 15 秒钟。

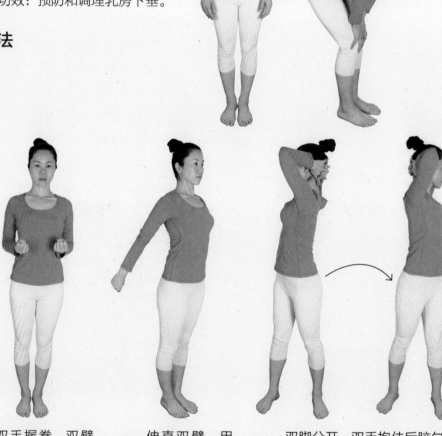

2 双手握拳，双臂屈成 90 度并贴紧身体，尽量提高，保持 10 秒钟。

3 伸直双臂，用力向后伸展，保持 15 秒钟。

4 双脚分开，双手抱住后脑勺，身体向左右各转 90 度，重复做 20 次。

第5节
乳房按摩法

　　按摩乳房能够促进胸部淋巴循环，紧实胸部肌肉，加强支撑力，让胸部挺拔，防止乳房下坠。另外，乳房按摩还有利于乳腺小叶和乳腺管的生长发育，可以促进乳汁分泌，让妈妈奶水更足。

产后 1~3 天开奶按摩

·触诊检查

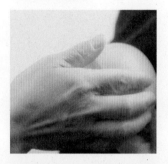

仔细观察、触摸乳房，评估乳房情况。

·乳房挤奶

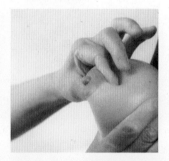

了解乳头、乳腺管是否通畅，以及泌乳情况。

·软化乳头

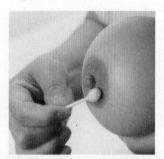

用清洁的纱布蘸羊脂油或植物油覆盖乳头，或用清洁棉签蘸取专用羊脂油或植物油外涂乳头。

·清洁乳头

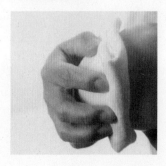

取清洁纱布，覆盖在敷着羊脂油或植物油纱布的乳头上，用手轻轻按摩，刺激乳晕下的平滑肌收缩，并运用牵拉式手法向外，边牵拉边轻轻旋转清洁乳头，这时会有一些在乳腺管内的分泌物被排出。

· 按摩乳房

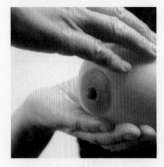

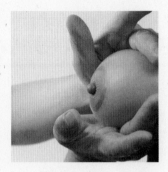

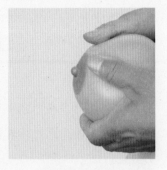

1 螺旋形按摩。从乳头的基底部开始，向乳头方向，以螺旋形按摩整个乳房。

2 指压式按摩。双手张开置于乳房两侧，手掌掌根、鱼际和手指用力，由乳房向乳头挤压。

3 按摩乳房外围，按摩前将双手洗净，双手围住乳房，大拇指在上方，其他四指在下方，然后轻轻地挤压乳房根部，一压一放，来回重复10~20次。

· 穴位按摩

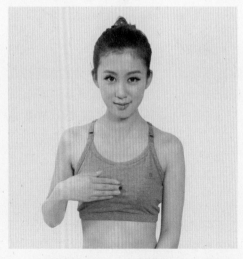

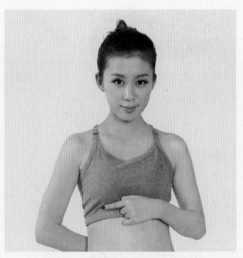

1 按揉膻中穴：位于胸部两乳头连线的中点，平第4肋间处。除拇指外四指并拢，用指腹轻轻按揉膻中穴1~3分钟。

2 按压乳根穴：乳头直下，乳房的根部即乳根穴。用食指指腹着力按压乳根穴，每天早晚各按压3~5分钟。

· 按摩乳头

用一只手从乳房下面托起乳房，另外一只手轻轻地挤压乳晕部分，使乳头柔软。用拇指、食指和中指垂直于胸部夹起乳头，轻轻向外拉。

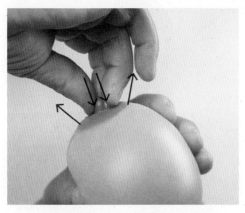

1 纵向按摩乳头。用拇指、食指、中指的指腹面顺乳腺管走行方向来回按摩。可以通畅乳腺管。

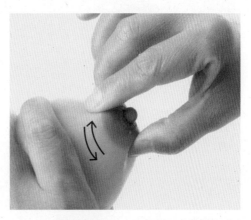

2 旋转按摩乳头。用拇指、食指、中指垂直夹起乳头，一边压迫着尽量让手指收紧，一边变化位置，旋转180°~360°。

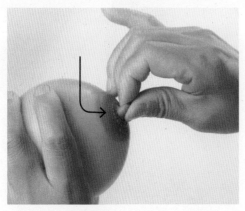

3 牵拉按摩乳头。用拇指、食指、中指从乳晕部分向乳头方向挤压，挤压时妈妈把按摩的三指想象成宝宝的小嘴巴，可使泌乳反射得到刺激并加强。

马大夫贴心话

按摩的注意事项

开奶按摩时，一定要保护好皮肤。为了防止损伤皮肤，按摩前可以用香油或润肤露润滑手和乳房。用双手全掌由乳房四周沿乳腺管轻轻向乳头方向推抚，以促进血液循环，起到疏通乳腺管的作用。如果触碰到乳房有硬块，最好从柔软的部位推向硬块部位，直至整个乳房逐渐变软。最后用大拇指和食指在乳晕四周挤压一番，从而达到催乳的效果。

促进乳汁分泌的按摩

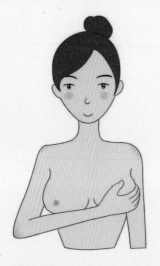

1　挺直腰背，用右手大把握住左侧乳房。

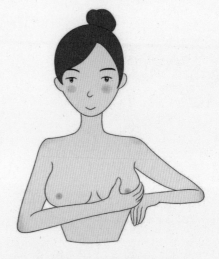

2　将左手手背贴在乳房外侧，轻轻平推再松开，重复动作 3 次。

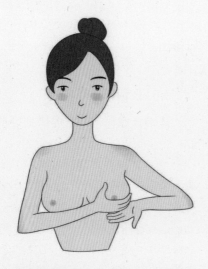

3　将左手掌心向上，用小拇指轻托乳房底侧，让乳房有弹跳感，重复动作 3 次。

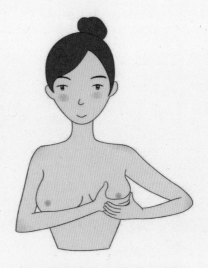

4　张开左手掌从下面托住乳房，往上推动再松开，重复动作 3 次。换另一侧乳房，重复以上动作。

可能遇到的乳房问题

乳头皲裂

有过哺乳经验的宝妈，一提起乳头皲裂，就会瞬间回忆起那段"龇牙咧嘴"忍痛喂奶的经历。乳头皲裂轻则仅乳头表面出现裂口；重则局部渗液、渗血，日久不愈，反复发作形成小溃疡，处理不当极易引起乳痈。

· 原因分析

发生乳头皲裂主要是由于宝宝吸吮姿势不正确，所以妈妈在哺乳时应尽量让宝宝含住大部分乳晕，这样不仅宝宝容易吸出奶，也能有效预防乳头皲裂。

· 应对策略

乳头出现裂口时，先用温水洗净乳头破裂部分，接着将乳头霜涂于患处。同时，要选透气性好、宽松的内衣，有利于空气流通，加速伤口愈合。如果乳头皲裂较为严重，应停止喂奶24~48小时，人工或用吸奶器将母乳挤到消过毒的奶瓶里喂宝宝。

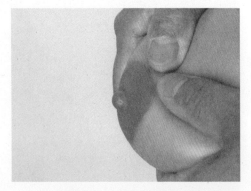

1 **人工挤奶：**将大拇指放在离乳头根部2厘米的乳晕上，其余四指分开，有节奏地挤压乳房，直至乳汁全部排出。

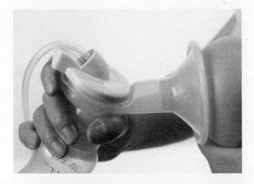

2 **吸奶器挤奶：**吸奶器使用前先清洁消毒。将吸奶嘴扣在乳头上，有节奏地按压气囊吸奶或电动吸奶，每次吸奶不要超过20分钟。

· 有效的预防措施

正确喂奶三部曲

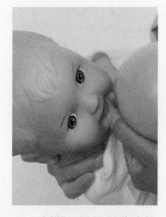 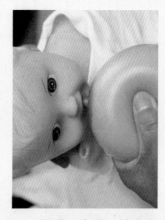 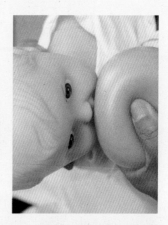

1 刺激：妈妈用乳头轻触宝宝唇部，诱导宝宝张大嘴巴。

2 张嘴、含乳：等宝宝嘴巴张大到一定程度，像打哈欠的样子时，顺势让宝宝含住乳头和大部分乳晕。

3 吸吮：吸吮时，宝宝面颊鼓气，下嘴唇往外翻，能看见吞咽动作或听见吞咽声。

> 注：宝宝含接乳头时，妈妈应该等宝宝把嘴巴张到一定程度时，再把宝宝的嘴凑到自己的乳头上。通常情况下，是移动宝宝向自己的乳房方向凑，而不是把乳房挪向宝宝。

学会使用"神器"——乳头保护罩

乳头保护罩是一种硅胶制成的柔软的套子，可以盖住乳头和乳晕。需要注意的是，妈妈要根据自己乳头的大小来选择保护罩，使保护罩能紧贴皮肤。

宝宝通过乳头保护罩吸奶，可以帮助缓解乳头皲裂时妈妈哺乳的疼痛。使用时先用卫生棉球清洁乳头及乳晕，在乳头保护罩内滴入少许母乳，把乳头保护罩贴合在乳头上，用手压住保护罩四周，再让宝宝吸吮。

乳头凹陷

乳头凹陷，指乳头凹陷入乳晕的皮面之下，没有凸出于乳晕平面。由于乳头凹陷部容易积存脏东西，所以当妈妈出现乳头凹陷时，一定要及时用消毒纱布把乳头表面的分泌物擦拭干净，用手指牵拉出乳头。

· 手动牵拉

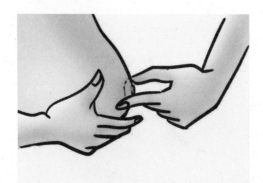 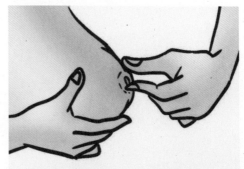

1 用一只手托着乳房，另一只手以拇指、食指和中指向四周牵拉乳头下方的乳晕，改善伸展性。

2 用手指拉住乳头，然后拧动，反复2~3次。

> 注：如果乳头凹陷的程度较重，还可以借助乳头吸引器和矫正文胸来矫正。

· 器具牵拉

吸奶器。可以用吸奶器每天吸引乳头数次，利用负压使乳头凸出，慢慢坚持一段时间，对矫正乳头凹陷很有帮助。

乳头矫正器。乳头矫正器是利用真空负压原理和皮肤牵引扩张原理，持续牵拉凹陷的乳头，延长乳腺管、乳头平滑肌和乳晕结缔组织，以达到矫正的目的。

第**7**节

推荐食谱

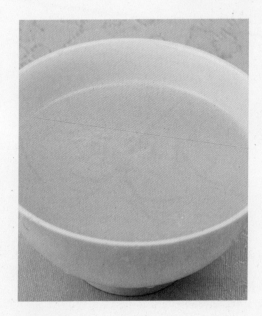

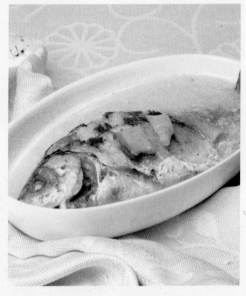

蛋花汤

材料　鸡蛋1个。

调料　盐1克。

做法

1 鸡蛋打入碗中，加盐搅匀。

2 锅置火上，放适量清水煮开，倒入鸡蛋液，煮开即可。

功效

蛋花汤有催乳、补水、补气的作用。

豆浆鲫鱼汤

材料　豆浆500克，鲫鱼1条。

调料　葱段、姜片各15克，盐2克，料酒10克，植物油适量。

做法

1 鲫鱼去鳞，除鳃和内脏，去掉腹内的黑膜，清洗干净。

2 锅置火上，倒油烧至六成热，放入鲫鱼，两面煎至微黄，下葱段和姜片，淋入料酒，加盖焖一会儿，倒入豆浆，加盖烧沸后转小火煮30分钟，放盐调味即可。

功效

这道汤有补虚、催乳的作用。

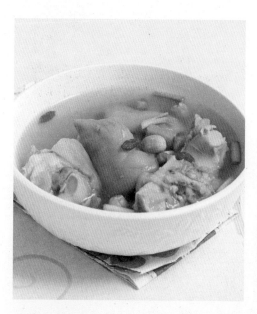

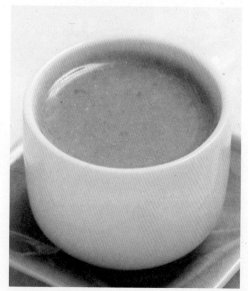

花生猪蹄汤

材料 猪蹄 500 克，花生米 50 克，枸杞子 5 克。

调料 盐 2 克，料酒 15 克，葱段、姜片各 5 克。

做法

1 猪蹄洗净，剁成小块，焯水备用；花生米洗净，用清水泡半小时。

2 汤锅加清水，放入猪蹄块、花生米以及料酒、葱段、姜片大火煮开，转小火炖 2 小时，加枸杞子同煮 10 分钟，调入盐即可。

功效————————————

这道汤可促进乳汁分泌。

红豆薏米糊

材料 大米 50 克，薏米、红豆各 20 克。

调料 冰糖 10 克。

做法

1 大米、薏米、红豆淘洗干净，分别用清水浸泡 5~6 小时。

2 将大米、薏米、红豆倒入全自动豆浆机中，加水至上、下水位线之间，煮至豆浆机提示米糊做好，加入冰糖搅至化开即可。

功效————————————

红豆薏米糊可祛湿利水，帮助乳汁分泌。

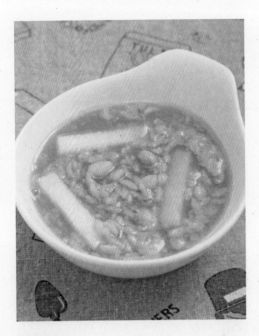

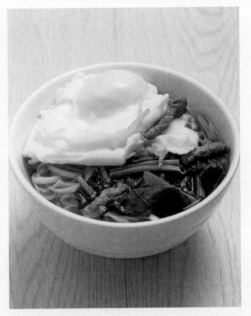

花生粥

材料 大米100克，花生米50克，雪
梨1个。

调料 冰糖适量。

做法

1 大米洗净，浸泡30分钟；雪梨去皮
及核，切条；花生米洗净。

2 将大米和花生米倒入锅中，加水煮沸，
煮至米烂粥稠，加梨条稍煮，加入适
量冰糖即可。

功效————————

这款粥富含维生素E，维生素E可以调
节激素分泌，让乳房更丰满。

菠菜肉丝鸡蛋面

材料 挂面80克，猪瘦肉50克，鸡蛋
1个，菠菜30克。

调料 姜丝5克，酱油、香油、盐各
1克。

做法

1 猪瘦肉洗净，切丝，用酱油、盐、姜
丝和香油拌匀腌渍5分钟；菠菜洗净，
切段。

2 锅内倒水烧开，下入挂面烧开，将鸡
蛋整个打入汤中烧开，加肉丝和菠菜
段煮熟即可。

功效————————

这款面可帮助妈妈恢复体力，鸡蛋和猪
瘦肉里的优质蛋白质是维护乳房健康的
"好帮手"。

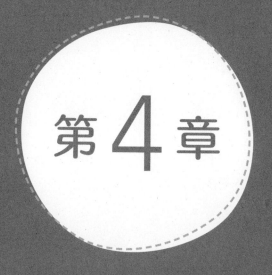

第4章

产后子宫恢复

重塑健康抗衰老

子宫的变化和恢复

子宫是女性非常重要的一个器官，它非常强大而有韧性，原本 50 克重、7 厘米长的小器官，为了孕育新生命，可变成 1000 克重、35 厘米长的"庞然大物"。分娩后子宫会逐渐恢复到孕前状态，这个过程需要 6~8 周的时间。

产后子宫的变化

时间	子宫的变化
产后第1天	子宫下降到肚脐水平
产后第1周	子宫下降到耻骨联合水平
产后7~10天	宫颈内口关闭，宫颈管复原。子宫会下降至骨盆腔，重量降至300克，子宫腔长出新的内膜
产后10~14天	子宫基本缩回骨盆腔
产后第6周	子宫恢复到孕前状态

子宫各部分的恢复

·子宫体

胎盘娩出后，子宫会收缩，将血块不断挤压排出体外，子宫高度也会每天下降 1~2 厘米，大约在产后第 10 天降入骨盆腔内。这时，在腹部就摸不到子宫底了。

·子宫颈

分娩结束后，由于充血、水肿，子宫颈会变得很柔软，子宫颈壁薄且多褶皱，在产后 7~10 天子宫颈内口会关闭，宫颈管复原。子宫颈恢复到孕前状态的时间，大概是产后第 4 周左右。

·子宫内膜

胎儿娩出后，胎盘会跟子宫壁分离，由母体排出体外。之后，从子宫内膜的基底层，会再长出一层新的子宫内膜。在产后第 3 周左右，除了胎盘附着部位外，其他部分的子宫腔会被新生的内膜所覆盖。

第2节

排恶露，促进子宫恢复

恶露反映子宫恢复情况

恶露是分娩后由阴道排出的分泌物，它含有胎盘剥离后的血液、黏液、坏死的蜕膜组织等。恶露量的多少以及多久才排干净，与妈妈身体状态有直接关系。一般来说，恶露持续4~6周才会排干净。如果分娩1个月后，恶露仍然带血较多，就需要考虑子宫恢复是否有问题了。

饮食促恶露排出

· 正确喝生化汤

生化汤能生血祛瘀，帮助排出恶露，但是产后不宜立即服用。一般顺产妈妈在产后第2~3天可以饮用，剖宫产妈妈则最好在产后第7天再开始饮用。生化汤要温热饮用，不宜长时间服用，以7天为宜，不要超过2周。因为分娩2周后，妈妈的子宫内膜已经开始新的生长期，这时喝生化汤不利于子宫内膜的新生，容易导致出血不止。不同体质的妈妈在饮用前最好先咨询医生，产后血热且有瘀滞的妈妈不宜饮用；恶露过多、出血不止的妈妈也不宜饮用。

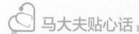 马大夫贴心话

适当活动

妈妈产后应根据自己的身体状况适当活动，才能有利于子宫的恢复和恶露的排出。

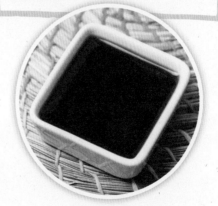

生化汤

·摄入必需脂肪酸

必需脂肪酸是构成细胞膜结构的重要成分，是子宫内膜修复的必备营养物质。所以，妈妈产后应注意摄取足够的必需脂肪酸。

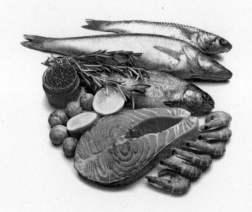

特别提醒

ω-3 脂肪酸是典型的必需脂肪酸，它的食物来源较少，像我们平常吃的豆类、谷类及蔬果等，几乎都不含有这种脂肪酸，而海鱼中含量丰富，如带鱼、黄鱼、鳕鱼等，因此建议每周吃 2 次海鱼，以保证摄入身体所需的 ω-3 脂肪酸的量。

此外，香油也是妈妈可常食用的一种含必需脂肪酸的植物油，它还具有润肠通便的效果，所以特别适合产后妈妈食用。

·山楂可促进子宫恢复

酸酸甜甜的山楂有消食健胃、行气散瘀的功效，可促进子宫收缩、加速子宫的恢复，产后妈妈可适当吃些山楂。

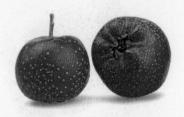

特别提醒

1. 山楂好吃，但要控制量。因为它具有活血化瘀的作用，吃多了会导致出血过多。

2. 山楂中含有大量的有机酸，肠胃较为虚弱的妈妈吃新鲜的山楂会引起反酸和胃部烧灼感，将山楂煮一下再吃，或者吃山楂糕、山楂片等可缓解上述症状。

• 莲藕补营养

莲藕富含淀粉、蛋白质、多种矿物质及维生素，是食补佳品。

莲藕不仅可以帮助妈妈产后补充营养，有助于尽快排出体内的瘀血，还可健脾养胃、润燥养阴，有助于促进乳汁的分泌。

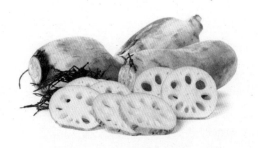

特别提醒

妈妈产后食用莲藕时，最宜熟食，可以选择与黄豆芽、西蓝花、菜椒（青椒、黄椒、红椒均可）、紫甘蓝、丝瓜、毛豆、西葫芦等蔬菜中的4种一起，不加任何调料煮成原味蔬菜汤，煮烂后取汤水代茶饮用。此蔬菜汤不仅味道清香，在产后饮用还有极佳的催乳作用。

此外，莲藕也可以与鸡、鱼等一起煲成汤，在分娩1周后食用，有助于妈妈补充营养，促进身体恢复和乳汁分泌。

• 鲤鱼促进恶露排出

一些妈妈产后喜欢吃鲤鱼，认为"鱼能撵余血"。所谓"余血"，主要是指恶露。恶露的排出与子宫的收缩力关系密切，子宫收缩有助于将子宫内的血液、坏死的蜕膜组织等排出体外。

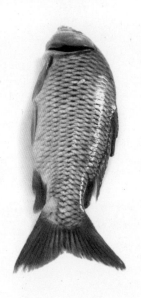

鲤鱼性平味甘，肉质细嫩鲜美，且营养丰富，其肉蛋白质含量高，且质量佳，人体消化吸收率可达96%，并能提供人体必需的氨基酸、矿物质、维生素A和维生素D。妈妈产后食用鲤鱼，不仅可促进子宫收缩，帮助排出恶露，还可促进乳汁的分泌。此外，鲤鱼有利尿消肿的功效，吃鲤鱼有助于消除产后水肿。

·红糖活血化瘀

红糖释放能量快，营养吸收利用率高，具有温补性质，不仅能健脾暖胃、活血化瘀，还能补血，并可促进子宫收缩，利于产后宫腔内瘀血排出，促使子宫早日复原。

红糖含蔗糖、果糖、蛋白质及钙、铁、钾、锌、铜等矿物质，以及一定量的维生素 B_1、烟酸等。对于食欲不好、食量很少的妈妈来说，是一个很好的热量和铁的来源。妈妈在分娩时精力和体力消耗非常大，加上失血，且产后还要哺乳，需要补充大量铁质。

特别提醒

产后妈妈吃红糖的时间不宜超过 10 天。

虽然红糖对产后妈妈有诸多的益处，但食用时间不宜太长。因为，大多数产妇的产后子宫收缩是良好的，恶露的色和量一般都正常，血性恶露的持续时间很短。如果妈妈产后吃红糖的时间过长，达半个月甚至 1 个月以上时，易引起恶露不尽，妈妈因为出血过多又容易造成失血性贫血，进而影响子宫复原和身体康复。

此外，红糖最好煮开后饮用，简单的开水冲泡难以消除红糖在贮藏、运输等过程中滋生的细菌。

 马大夫贴心话

产后谨食寒凉食物，否则不利于恶露排出

产后妈妈的肠胃对刺激性食物很敏感，因此不宜吃生冷、辛辣、油腻、不易消化的食物，以免导致胃肠瘀血，影响血液循环，进而引发恶露不下或不绝、产后腹痛等多种症状。

主张妈妈产后宜吃温热食物，并不是主张不吃果蔬，反而应适量多吃一些，以利于产后的恢复。妈妈产后 42 天内吃果蔬要讲究方法，不能吃生冷的蔬菜和水果，如刚从冰箱里取出的水果、蔬菜等，也不宜多吃梨、西瓜、柚子等性寒凉的水果；蔬菜可以烫一烫或炒熟，水果可以放入热水中浸泡 5~10 分钟后再食用，也可以将水果煮成水果茶饮用。

第3节

注意生活细节，
促进子宫恢复

子宫恢复一般需要6~8周的时间，如果这段时间妈妈没有得到精心照料，子宫的恢复会出现延迟，从而出现子宫收缩不好、很大很柔软、迟迟不恢复到最初的模样、褐色出血持续不断等复原不良状况。当然，有的妈妈子宫恢复不好，可能是遇到一些"难缠"的问题，如胎盘或胎膜残留于子宫腔内、子宫蜕膜脱落不全、合并子宫内膜炎或盆腔内炎症等。因此，产后妈妈一定要重视子宫的恢复，尤其不要忽略生活细节。

注意私处卫生

有些老风俗认为妈妈产后气血虚弱，不宜沐浴，以免受风受寒。因此，有好多妈妈强忍着身上的气味，坚持整个月子期间不沐浴。

实际上，为了产后恢复得好，妈妈应该适当沐浴，注意个人卫生，尤其注意对阴部的冲洗，以免引起生殖道炎症，进一步影响子宫的恢复。分娩后沐浴，对妈妈来说有益无害。如果是顺产，沐浴可使外阴伤口周围的细菌不易停留，还可促进外阴伤口的血液循环，有利于伤口愈合。但沐浴时要注意保暖，以防感冒；沐浴应选择淋浴而不宜盆浴，沐浴时间也不宜过长，最好在5~10分钟。

马大夫贴心话

剖宫产妈妈也能洗澡

剖宫产手术1周后，如果妈妈身体恢复良好，伤口愈合好，是可以淋浴的。注意沐浴时不要让水直接冲击伤口，洗澡时间不要过长。

为防止伤口污染，洗完澡后需要给伤口重新换药，尤其注意不能拿湿毛巾擦拭伤口处的皮肤。

需要注意的是，如果分娩过程不顺利，出血过多，或妈妈平时体质较差，不宜勉强过早淋浴，清洁身体可改为更为便捷的擦浴。

及时排尿

生产后，医生一般会叮嘱妈妈尽早排尿。

这是因为在分娩过程中，膀胱受压、黏膜充血、肌肉张力降低、会阴伤口疼痛，以及不习惯于卧床姿势排尿等原因，都易使妈妈出现尿潴留，使膀胱胀大。产后再不及时排尿，胀大的膀胱就会妨碍子宫的收缩，从而引起产后出血或膀胱炎。

有的妈妈会因为害怕伤口疼痛而不敢排尿，从而造成膀胱长时间处于充盈状态，影响子宫收缩。

母乳喂养

母乳喂养促进子宫收缩是哺乳妈妈专享的一项促进子宫恢复的"福利"。

产后子宫要恢复到孕前的大小，需要更加有力的收缩，这种宫缩在哺乳时会尤其明显，因此产后坚持母乳喂养是促进子宫恢复的好办法。

女性的乳头和乳晕上有着丰富的感觉神经末梢，宝宝吸吮的刺激通过这些感觉神经末梢传入脑部的垂体后叶，会促进催产素的合成，催产素释放至血液中，反过来促进子宫肌肉的收缩，进而加速子宫的恢复。

给子宫做按摩

生产后，妈妈可以在肚脐周围触摸到圆形的子宫，这个时候可经常在自己小腹部做顺时针按摩。这样做可以增强子宫肌肉的兴奋性，从而促进宫缩，进而促进恶露的排出。

此外，产后如果对骶尾部（尾椎）进行按摩，也可促进盆腔肌肉的收缩，增强筋膜张力，有助于子宫恢复。

需要注意的是，子宫变硬表示收缩情况良好，所以顺产的妈妈在产后24小时内，应随时按摩，做到子宫变硬时才能停止。剖宫产妈妈也需要做子宫按摩，但由于腹部有手术创口，按摩需要由专业护理人员帮忙。

试试中药足浴

足浴和足底按摩，可以有效地刺激脚部穴位，是能够促进子宫恢复的好方法。

具体做法：在医生指导下适当使用含益母草、当归等药材的制剂浸泡双脚，然后通过按摩脚底、脚后跟等位置，刺激足部的穴位经络，使得全身血管扩张，促进全身血液循环，有助于恢复脏器的正常功能。

促进子宫恢复的运动

猫咪伸懒腰式

次数：重复做 20 次。

功效：锻炼宫缩力，促进子宫恢复。

·方法

双膝自然分开，舒适地跪在床上，脊柱向上拱起一个弧度，然后向下塌腰，自然带动头颈抬起，臀部翘起，感受到脊柱的自然拉伸。保持 5~10 秒。注意不要向前移动身体。

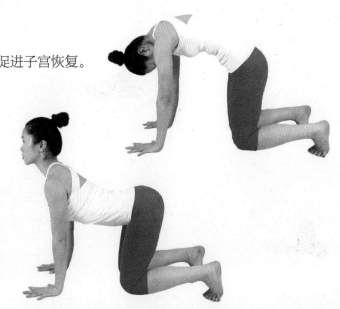

猫咪爬行式

次数：重复做 20 次。

效果：促进子宫恢复，提臀。

·方法

跪坐床上，臀部坐在两脚跟上，上身挺直。然后想象像猫咪一样向前爬行，左手向前伸，做出爬行的姿势，右腿抬起向后向上伸展，保持 5 秒，还原后换左腿重复同样的动作。腿抬起后可以平直向后伸，也可以抬起向上向后伸展。

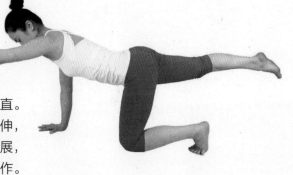

子宫恢复操

产后4~6周是内脏恢复到孕前状态的好时机，可以做一做简单的子宫恢复操。

次数：重复做20次。

功效：可改善盆腔血液循环，增强腹肌力量，进而纠正子宫位置。

·方法

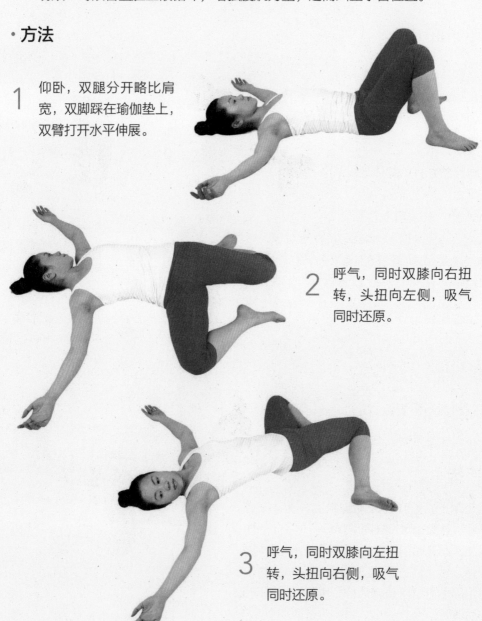

1 仰卧，双腿分开略比肩宽，双脚踩在瑜伽垫上，双臂打开水平伸展。

2 呼气，同时双膝向右扭转，头扭向左侧，吸气同时还原。

3 呼气，同时双膝向左扭转，头扭向右侧，吸气同时还原。

子宫恢复怕寒凉

生产后的子宫，非常怕寒冷。因为子宫受到寒气的侵袭，会出现气血凝滞，导致气血运行不畅。气血运行不畅又会引起"宫寒"症状，严重影响产后子宫的恢复。所以，要注意给子宫"保暖"！

多穿点，注意保暖

· 护好腰部和肚子

有的妈妈，产后身材恢复得不错，很快又穿起了产前的低腰裤、露脐装，这很容易让腰腹部受寒。久而久之，寒气会逐渐积聚于小腹，引发泌尿、生殖系统的疾病，给产后恢复造成极大的困难。

日常生活中，应注意腰部和肚子的保暖工作，尽量穿长点的能遮住腰部和肚子的衣服，天气变化及时加衣服。此外，还应注意别提重物，减少腰部损伤的风险。

· 用空调，控好温

在炎热的夏季，没有一台正常运转的空调，是比较煎熬的。尤其是产后的妈妈，对空调的依赖度非常高。

如果长期待在空调房中，可以多穿一件薄衫、多加一条小披肩。在床上躺着休息时，更要注意保暖。

建议不要一直待在空调房内，上午室外温度不那么高时，可以出门走走，晒一会儿太阳，以散发寒气。

· 洗澡后的不良习惯让身体受寒

洗完澡后要擦干全身、吹干头发，注意保暖。

有些妈妈不在意洗澡时水温偏凉，洗澡后直接吹电风扇，洗澡后直接进入空调房，洗头后湿着头发直接睡觉……这些看似不值一提的小事儿，如果不注意就极易使身体受寒。

> **马大夫贴心话**
>
> 按摩子宫穴是针对女性生殖系统进行调理的一种暖宫手法，有祛寒理气、活血化瘀的效果。
>
> 具体做法：用双手食指、中指分别按压住两旁的子宫穴（在下腹部，脐中下4寸，前正中线左右各旁开3寸），用力不要过大，缓缓点揉，以酸胀为度，时间约5分钟即可，以腹腔内有热感为佳。

搓脚心

脚是人的"第二心脏"，搓脚心能刺激脚上的穴位，有助于驱走寒气，令身体暖和。现代医学有研究表明，经常刺激脚心可调节自主神经和内分泌功能，促进血液循环，消除疲劳，改善睡眠。每晚温水泡脚后，先把左脚背放平，用右脚心搓左脚背100次，然后把右脚背放平，用左脚心搓右脚背100次，以搓热为度。

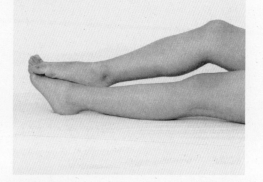

搓脚心100次并不用连续不断地一次完成，感觉疲惫时可以中途休息几秒后再继续。

灸灸子宫穴

如果女性宫寒，会出现易胖、月经异常、下腹寒冷。为了避免出现这些状况，妈妈可以采用艾灸子宫穴的办法，对子宫进行保养。

· 艾炷隔姜灸子宫穴

选择新鲜的老姜，切成0.3厘米厚的薄片，并用针在姜上扎几个小孔。把姜放在子宫穴上，将艾炷放置于姜上，点燃艾炷，每次灸15分钟，每日1次。

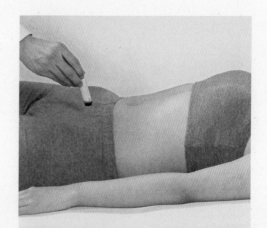

子宫穴在下腹部，脐中直下4寸，前正中线旁开3寸，左右各一穴。

· 温和灸子宫穴

取仰卧位。点燃艾条，对准子宫穴，在距离皮肤1.5~3厘米处，温和施灸，每次灸15~20分钟。

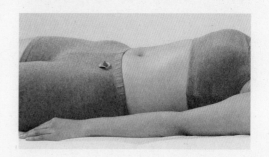

调养子宫的穴位按摩

合谷穴

取穴方法： 以一手的拇指指关节横纹放在另一手拇、食指之间的指蹼缘上，拇指指尖下即是该穴。

按摩方法： 用右手的大拇指和食指上下揉动左手的合谷穴200下，再用左手的大拇指和食指上下揉动右手的合谷穴200下。

功效： 可以活血祛瘀、调养子宫，预防子宫病变。

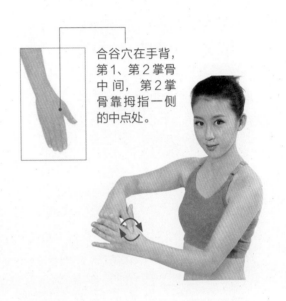

合谷穴在手背，第1、第2掌骨中间，第2掌骨靠拇指一侧的中点处。

天枢穴

取穴方法： 拇指与小指弯曲，中间三指伸直并拢，食指指腹贴在肚脐中心，无名指所在的位置即是该穴。

按摩方法： 用大拇指逆时针按揉1分钟。

功效： 可以滋养子宫，帮助产后瘦身，有助于消除腹部脂肪。

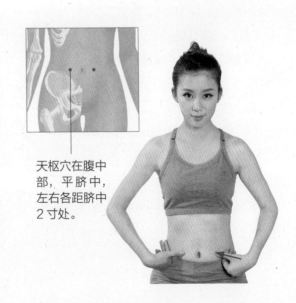

天枢穴在腹中部，平脐中，左右各距脐中2寸处。

关元穴

取穴方法：除拇指外，四指并拢横放在肚脐下方，食指靠近肚脐，肚脐下正中线与小指交叉的地方即是该穴。

按摩方法：以关元穴为圆心，手掌顺时针方向按摩 3~5 分钟，然后随呼吸按压关元穴 3 分钟。

功效：可调节内分泌及子宫、卵巢的功能，有助于恢复子宫活力。

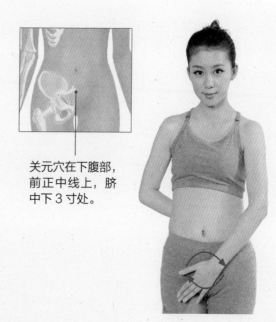

关元穴在下腹部，前正中线上，脐中下 3 寸处。

气海穴

取穴方法：连接肚脐和耻骨画一条直线，分成 10 等份，距肚脐 3/10 位置处即是该穴。

按摩方法：用拇指或食指指腹按压气海穴 3~5 分钟，力度适中。

功效：气海穴是元气汇集的穴位，可温中回阳，有"气海一穴暖全身"的说法，对维持生殖系统功能很重要，按摩此穴可以帮助预防和调理子宫出血等。

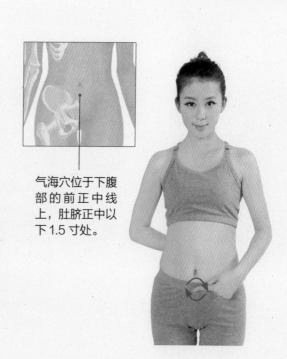

气海穴位于下腹部的前正中线上，肚脐正中以下 1.5 寸处。

血海穴

取穴方法：坐在椅子上，将腿绷直，在膝盖内侧会出现一处凹陷，在凹陷的上方有一块隆起的肌肉，肌肉的顶端即是该穴。

按摩方法：用拇指指腹揉捻两侧血海穴各5分钟，以有酸胀感为宜。

功效：按压血海穴可缓解产后女性容易出现的各种酸痛症状，还有润泽女性肌肤、改善脸上色斑的作用。

血海穴位于大腿内侧，膝盖骨内侧端上2寸，股内侧肌隆起处。

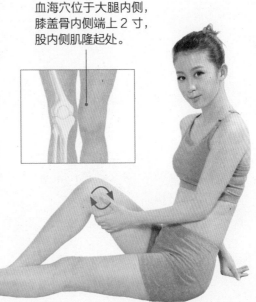

阴陵泉穴

取穴方法：拇指沿小腿内侧骨内缘向上推，到膝关节下，胫骨向内上弯曲凹陷处即是该穴位。

按摩方法：用拇指指腹用力按揉阴陵泉穴3~5分钟，以有酸胀感为宜。

功效：按摩此穴可以养血、利水、祛湿，同时有助于疏通下肢经络，促进血液循环，改善小腿无力等不适情况。

阴陵泉穴位于小腿内侧，从膝关节往下摸，胫骨内侧髁下方凹陷处。

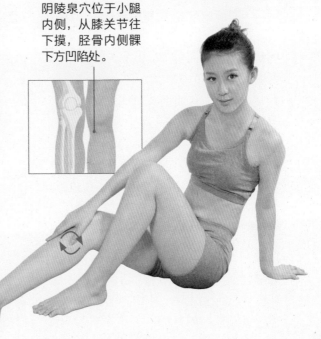

推荐食谱

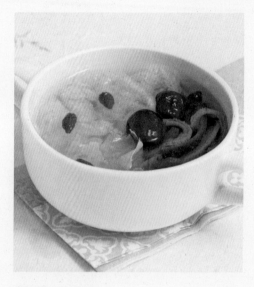

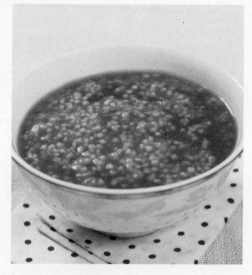

海参竹荪汤

材料 海参 50 克，红枣、银耳各 20 克，竹荪、枸杞子各 10 克。

调料 盐适量。

做法

1 海参、竹荪入清水中泡发洗净，切丝；红枣去核，洗净，浸泡；银耳泡发，去蒂，洗净，撕成小朵。

2 锅中倒入适量清水，放入银耳、海参丝，大火煮沸后改小火煮约 20 分钟，加入枸杞子、红枣、竹荪丝煮约 10 分钟，加盐调味即可。

功效————————————————

海参性温，味咸，归心、肾经，属于温补食材，女性常喝此汤不仅可滋阴补血，还可缓解宫寒等症状。

红糖小米粥

材料 小米 50 克，红枣 3 颗。

调料 红糖 15 克。

做法

1 小米淘洗干净；红枣洗净，去核。

2 锅置火上，放入小米、红枣和适量清水，用大火烧沸，转小火熬煮至米粒熟烂，加红糖搅匀即可。

功效————————————————

这道粥可帮助化瘀止痛、促进子宫收缩。

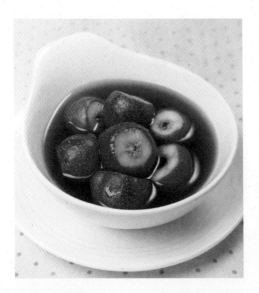

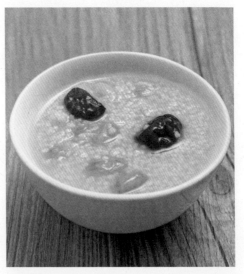

山楂红糖水

材料 山楂8颗,红糖25克。

做法

1 山楂洗净,用筷子去除内核。

2 将山楂与红糖一起放入炖盅内,加入适量清水,再放入蒸笼中,隔水蒸炖30分钟即可。

功效

山楂有助于妈妈产后增进食欲,促进消化,其活血作用更有助于体内瘀血的排出,再加上红糖补血益血的作用,两者一起炖饮非常有助于恶露不尽的妈妈尽快化瘀,排尽恶露。

花生红枣小米粥

材料 小米、花生米各30克,红枣3颗。

做法

1 红枣去核,洗净;小米洗净;花生米洗净。

2 锅置火上,加入适量清水煮沸,加入红枣和花生米,大火煮开,加入小米,煮至小米开花儿,加入红糖调匀即可。

功效

产后妈妈常喝此粥,可帮助滋阴养血,促进恶露排出,缓解腹冷疼痛,利于子宫收缩与恢复。

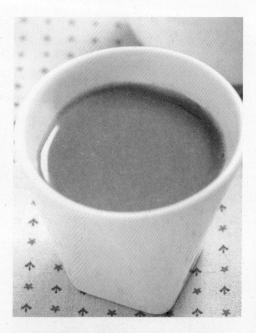

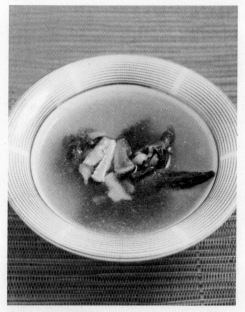

红枣燕麦黑豆浆

材料 黑豆 50 克，红枣 30 克，燕麦片 20 克。

调料 冰糖适量。

做法

1 黑豆用清水浸泡 8~12 小时，洗净；燕麦片淘洗干净；红枣洗净，去核，切碎。

2 将上述食材一同倒入全自动豆浆机中，加水至上、下水位线之间，按下"豆浆"键，煮至豆浆机提示豆浆做好，过滤后依个人口味加适量冰糖调味即可。

功效 ————————

红枣补血，燕麦有助于促进卵巢分泌激素，黑豆又养肾，三者搭配做成豆浆补肾、养卵巢、补血，可从多方面养护子宫健康。

当归乌鸡汤

材料 当归 10 克，乌鸡半只。

调料 盐适量。

做法

1 乌鸡处理干净，切块，用沸水汆烫，除去血水，捞出备用。

2 将鸡块、当归放入炖锅中，加水没过食材，先用大火煮沸后小火炖至熟烂，加盐调味即可。

功效 ————————

乌鸡是补五脏、养血补精、助阳的佳品；当归有祛瘀血、生新血的功能。二者搭配煮汤可改善血液循环，养护子宫。

第5章

骨盆回正

不变大宽胯

第1节

了解产后骨盆状态

为什么产后骨盆变化大

孕期体内激素水平的变化使骨盆的韧带、肌肉等松弛，从而使骨盆关节有一定活动性，以利于分娩。分娩时，为了让胎儿顺利通过，骨盆关节往往会进一步分开，甚至可能造成关节、韧带、肌肉的损伤，关节的松弛以及弹力纤维的损伤，也容易造成关节部位的扭转、牵拉、碰挫等，导致骨盆变形。

测试一下，你的骨盆有倾斜吗

这个小测试，轻松帮您自测骨盆状态。

① 站立时，身体前倾，出现腰痛。

② 坐在椅子上会不自觉地把腿盘起来。

③ 走路时，膝盖外屈，容易绊倒。

④ 伴有疲惫、失眠、食欲缺乏等症状。

⑤ 对镜观察自己的腰部以下，两边是否有不对称的情形，比如大腿关节是否突出，双脚是过于"内八"还是"外八"，两边臀部是否不一样大。

⑥ 用手摸摸自己的腰部后下方，是不是过于厚硬，两边腰部肌肉是否一前一后或一高一低。

⑦ 测量双膝到地板的距离，右侧高于左侧时，表示右侧骨盆朝右上歪斜，反之则朝左上歪斜。

矫正骨盆的最佳时机

骨盆修复的最佳时机

妈妈产后骨盆修复的最佳时间是从产后第 42 天开始，至产后一年内。

这是因为，在分娩结束后，盆底肌肉并不会立刻恢复到孕前的状态，盆底肌、子宫和膀胱会持续下垂一段时间。一般来说，盆底肌、子宫、宫颈、内膜全部都恢复到孕前状态，要到产后第 42 天左右，但要恢复到能拎重物的程度应在产后第 8~12 周。

需要注意的是，一旦妈妈出现身体状况不佳、进行伸展运动时感到疼痛，以及睡眠不足或空腹时，要谨慎进行骨盆修复运动。

剖宫产妈妈仍需骨盆修复

有些剖宫产妈妈错误地认为，自然分娩才会造成骨盆变化，剖宫产时宝宝没有经过产道，只是肚子上划开一个口，没有必要进行骨盆修复。

这种观念是不对的。虽然剖宫产妈妈没有经过产道生育，但是十月怀胎期间，盆底肌肉在长达 10 个月的时间内一直处于超负荷状态，较高的激素水平也导致盆底肌肉薄弱。因此，剖宫产妈妈同样会面临盆底肌肉功能削弱的问题。

所以，剖宫产妈妈不可忽视骨盆修复。

马大夫贴心话

产后骨盆如果没有复原可能会遇到的问题

产后妈妈骨盆出现松弛、张开、歪斜，会破坏身体的整体曲线。严重的骨盆松弛还容易引起产后大出血。因为骨盆一旦松弛，就容易发生错位，骶骨的边缘会陷入骨盆的内侧，划破子宫颈口，如果子宫动脉一起被划伤，就会引起大出血。

因此，一定要进行骨盆修复，促使骨盆尽快恢复到良好状态。

日常生活端正骨盆

走路有讲究

妈妈在产后恢复期要尽量减少或避免上下楼梯以及走斜坡路的活动。另外，走路速度不要太快，步幅也要适中，这样可以减轻耻骨的损伤。

用骨盆矫正带

骨盆矫正带主要用于产后骨盆的恢复，是一种利用物理方法矫正骨盆的方法，对产后妈妈骨盆快速恢复、保持身材极有帮助。使用骨盆矫正带必须要牢记"坚持"两字，不要"三天打鱼，两天晒网"。尤其是做产后运动时，最好及时佩戴骨盆矫正带。

此外，骨盆矫正带每天的使用时间不宜过长，不要超过8小时，夜间睡觉时最好不要使用。

别跷二郎腿

跷起二郎腿，会使得骨盆和髋关节受到压力，容易产生酸痛感，导致骨盆歪斜，还可能出现骨骼病变或肌肉劳损。

因此，处于骨盆恢复期的产后妈妈，一定要注意这一点，坐在椅子上时不要跷二郎腿，尽量保持正确的坐姿（即腰部挺直，膝盖自然弯曲，保持双脚并拢着地，让身体的中心均衡地落在两腿之间）。另外，还要注意伸展背肌，打开双肩，这样不仅有助于身体的恢复，同时显得更优雅。

马大夫贴心话

**不要单手拎重物，
单肩包要换肩背**

单手拎过重的物体会影响骨盆，因此最好改变单手拎东西的习惯，单手拎物最好不要超过10斤（5kg）。可以双手均摊，各拎一份，这样能最大程度上保持平衡。

日常背挎包，尤其是背较重的挎包时，最好不要长期用某一侧的肩膀背，要养成每天换肩背包的好习惯，以免老是用一侧肩膀背包，导致背部和骨盆发生歪斜。

第4节
矫正骨盆的运动

瑜伽球运动

功效：活动骨盆，促进盆底肌弹性的恢复。

·方法

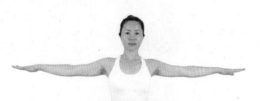

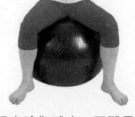

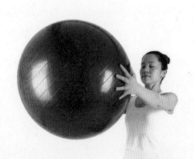

1　妈妈坐瑜伽球上，双腿呈分开状，双臂张开，身体轻轻用力使瑜伽球慢慢上弹下陷即可，活动时间为5~10分钟。

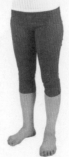

2　妈妈站在垫子上或地上，双腿分开，双手持瑜伽球平举于胸前，然后慢慢向左转，到最大限度后，保持5~10秒，然后回到原来状态。

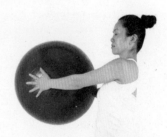

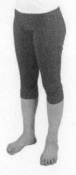

3　休息3~5秒，然后慢慢向右转，到最大限度后保持5~10秒，再回复到原状。两侧交替各进行5~10次即可。

🤱 马大夫贴心话

刚开始做时，为了安全起见，瑜伽球最好加上一个固定底座，以防瑜伽球乱跑。做步骤2、3时，双腿可以略屈膝，同时上半身保持挺直。

坐姿矫正骨盆运动

功效：锻炼盆底肌的弹性，促进骨盆恢复。

·方法

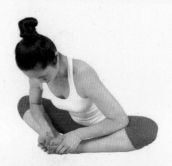

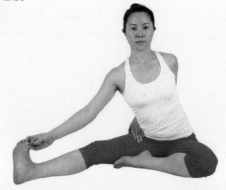

1 坐在沙发（或床）上，脚掌紧贴相对，双手放在脚尖上，然后将脚跟拉向会阴处，把集中力放在大腿根部。然后，慢慢地把身体往前弯，维持该姿势约30秒。重复5~10次即可。

2 坐在沙发（或床）上，把双脚打开，把左脚弯向右大腿根部，右腿保持伸直，右手抓住右脚大脚趾，左手向后放在身体腰部，整个身体慢慢往右边弯曲，达到最大限度后停留大约20秒。然后换腿重复该动作，左右交替各重复5~10次即可。

钟摆式运动

功效：让骨盆回到中央，放松紧绷的髋关节。

·方法

站姿，身体挺直，双手叉腰。将骨盆轮流往右侧及左侧外推，像钟摆一样左右晃动，动作缓慢进行，不要太用力，重复动作5~10次。

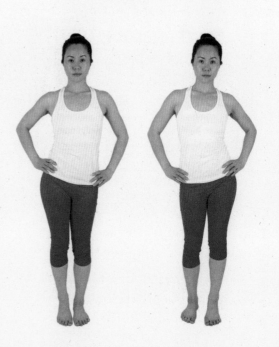

蹲起式运动

次数：重复做 20 次。

功效：正骨盆、瘦臀腹。

·方法

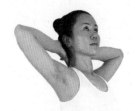

1 双脚开立与肩同宽，双手十指相交放于脑后，双腿挺直，吸气时背部向上伸展。

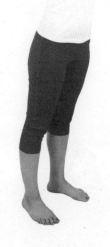

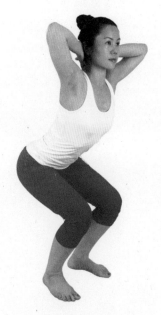

2 呼气，同时屈膝下蹲，膝盖不超过脚尖，尽量蹲至大腿与地面平行的位置。

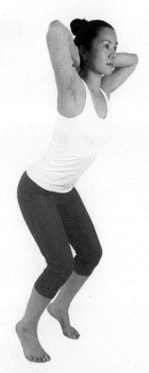

3 吸气，同时双脚蹬地向上站起来。

站立前屈式

次数：重复做 20 次。

功效：保养骨盆。

· 方法

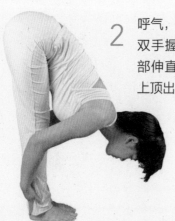

1　站立于瑜伽垫上，双脚并拢；吸气，挺直上身，重心放在双脚掌上。

2　呼气，上半身俯身向下，双手握住脚踝，保持腿部伸直，感觉臀部正向上顶出。

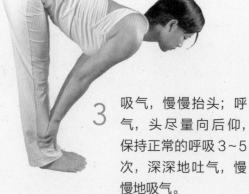

3　吸气，慢慢抬头；呼气，头尽量向后仰，保持正常的呼吸 3~5 次，深深地吐气，慢慢地吸气。

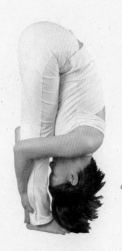

4　呼气，将上半身贴靠双腿，直到面部靠在双膝上，均匀地呼吸。

眼镜蛇式

次数：重复做 10 次，每次结束休息 15 秒。

功效：促进骨盆恢复。

· 方法

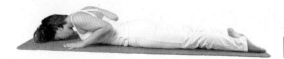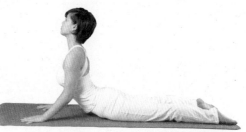

1　俯卧，双手撑于身体两侧，大约在肩膀的位置，双脚并拢，脚背贴在地面上。

2　吸气，抬头，把背推起来，双臂慢慢伸直，撑起上半身，眼睛看着前方，脚背不要离开地面。注意力集中在脊柱和背部，配合着自然呼吸。

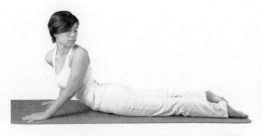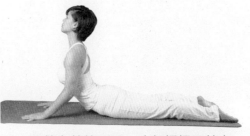

3　呼气，头部随着身体转向左侧看着左脚脚后跟，保持 6 秒钟，保持姿势时自然呼吸。

4　顺着自然的呼吸，头部慢慢回转向前方。现在整个重心集中在腰腹部的位置，双脚并拢绷直，脚背贴地。

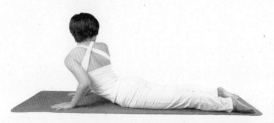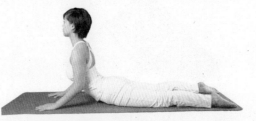

5　呼气，头部随着身体转向右侧看着右脚脚后跟，保持 6 秒钟，保持姿势时自然呼吸。转身时，脚背要紧贴地面。

6　头部慢慢回转向前方，呼气，手肘慢慢向下，弯曲双臂，然后进入瑜伽的放松步骤。

第5节

端正骨盆，增强骨质

如果体内钙缺乏，就容易导致骨骼出现健康问题。因此，妈妈在产后的骨盆恢复阶段，一定要注重补钙，才能促进骨盆恢复。

补钙首选奶及奶制品

牛奶是非常有营养的补钙食物。牛奶中，钙的含量高达 100 毫克 /100 毫升，而且是人体容易吸收的钙。另外，牛奶中碳水化合物的主要形式是乳糖，乳糖可以促进钙等矿物质的吸收。牛奶在补钙的同时，还可以提供优质蛋白质、脂肪、维生素 A 和锌等营养素，有助于妈妈产后整体恢复。

多选富含钙的食物

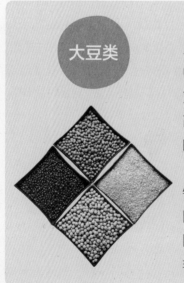

大豆类

大豆是高蛋白质食物，富含多种营养成分，且吃法多样。不管是大豆本身，还是豆制品，其中的含钙量都很高。每 100 克大豆中含钙 191 毫克，100 克豆浆含钙 10 毫克，100 克豆腐含钙高达 164 毫克，还有其他一些豆制品也都是补钙的良品。

此外，大豆中还含有丰富的镁。研究发现，钙镁同补有助于钙的吸收利用。所以，在补钙的同时，也不要忘了补充镁；而大豆不仅可补钙，同时也补充了镁，因此大豆及豆制品是妈妈产后非常好的补养食物。

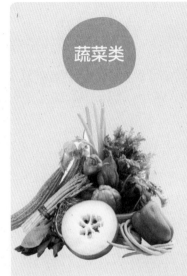

蔬菜类

绿叶菜如白菜、油菜、茴香、香菜、芹菜等的钙含量多在 50~180 毫克/100 克，另外，绿叶菜中还含有大量的钾、镁，可减少钙的流失。但要注意，有的绿叶菜含较多草酸，宜焯水后烹调食用，以免影响钙吸收。

花菜类中，西蓝花富含蛋白质、维生素C、胡萝卜素等多种营养成分，营养价值非常高。它的钙含量也很高，每 100 克西蓝花中含钙约 67 毫克。

坚果类

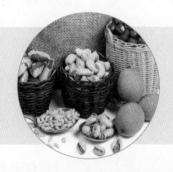

坚果不但含有较多的钙，还含有铁、磷、镁、硒等矿物质，可增加骨密度，对补钙和健骨有事半功倍的效果。

· 咸咸的虾皮，洗过再吃

虽然虾皮中钙含量丰富（每100 克中含近 1000 毫克钙），但由于虾皮太咸，容易让人无形中摄入过量的盐。因此，拿虾皮做菜前，最好先用温水泡 2 小时以上，再多次清洗后加入醋食用，以减少虾皮的含盐量，并增加钙的溶出。

马大夫贴心话

补钙，吸收率才是关键

补钙过程中要注意，吸收率才是关键，钙不是补得越多越好，而是吸收得越多越好。有时候虽然吃了很多高钙食物，但若遇到了钙的敌人，钙会被拦截，产生浪费，无法实现预期的补钙效果，这个时候需要聪明避让。同样的，如果在补钙的同时增加些能够帮助钙吸收的物质，如补充一定量的维生素 D 等，往往事半功倍。

利于补钙的营养素	导致钙流失的物质
维生素 D 促进钙在骨骼的沉积，促进钙的吸收。推荐食物有动物肝脏、海产品、鸡蛋等	**钠** 盐的摄入越多，尿中排出钙的量就越多。如咸菜、酱菜、腐乳、酸菜等，不宜多食
蛋白质 使钙能更好地被人体吸收。推荐食物有瘦肉、鱼、虾、鸡蛋等	**磷** 磷过多会降低钙的吸收利用率。如可乐等甜饮料、加工肉制品等，不宜多食
钾 防止钙流失，使骨骼更硬朗。推荐食物有香蕉、橙子、土豆、小米、绿豆等	**饱和脂肪酸** 影响钙的吸收。如肥肉、黄油等，不宜多食
维生素 K 促进钙沉积到骨骼中，提高补钙效果。推荐食物有西蓝花、紫甘蓝等	

·海带是补钙的好食物

海带是高钙的海产品，其中海带（水发）每 100 克就含钙 241 毫克，对于产后妈妈来说，每天适当吃上一些海带，是很好的补钙途径。

另外，海带不仅可以补钙，同时也有降低血脂、预防动脉硬化的作用。用海带与肉类、虾皮一起煮汤，不仅是产后妈妈补钙的好选择，同时也是日常补钙的好选择。

马大夫贴心话

别再迷信骨头汤补钙

骨头汤其实不能补钙，骨头里面的钙不会轻易溶解出来。实验证明，在高压锅蒸煮 2 小时之后，骨髓里面的脂肪纷纷浮出水面，但汤里面的钙含量仍是微乎其微。

因此单纯靠喝骨头汤绝对达不到补钙的目的。经检测证明：骨头汤里的钙含量极低，更缺少具有促进钙吸收的维生素 D。如果非要喝骨头汤补钙，那就加点醋，多多少少会使钙多溶出那么一点，但仍不推荐靠喝骨头汤补钙。

第6节

推荐食谱

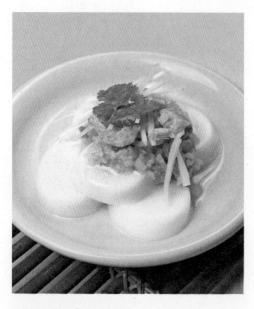

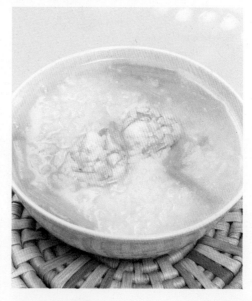

榨菜肉末蒸豆腐

材料 豆腐 500 克，榨菜末、猪肉末各 50 克，海米 20 克。

调料 盐、葱丝、姜丝、植物油、香菜 段各适量。

做法

1 豆腐洗净，切成厚片，摆在盘中，加 盐、清水拌匀；海米洗净。

2 猪肉末、榨菜末、盐拌匀，炒熟后放 在切好的豆腐片上，加海米、葱丝、 姜丝，放入蒸锅，水开后大火蒸 5 分 钟，取出。

3 锅置火上，倒植物油烧热，将热油淋 在豆腐片上，撒上香菜段即可。

虾仁西芹粥

材料 大米 100 克，虾仁 200 克，西芹 100 克。

调料 盐、料酒、姜末、淀粉各适量。

做法

1 大米洗净，浸泡 30 分钟；西芹择洗 干净，切小段；虾仁洗净，加入料酒、 姜末、淀粉和盐抓匀。

2 锅置火上，放入适量水，大火烧开后 下入大米煮开，再转小火熬煮约 30 分钟，至米粒开花、粥汁沸腾时加入 虾仁，煮熟后加入芹菜段，放适量盐 拌匀，略煮开即可。

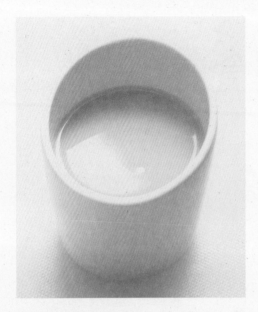

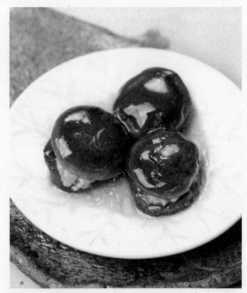

牛奶黑芝麻豆浆

材料 黄豆50克，牛奶100克，熟黑
芝麻15克。

调料 白糖适量。

做法

1 黄豆用清水浸泡8~12小时，洗净；
熟黑芝麻碾碎。

2 将黄豆和熟黑芝麻倒入全自动豆浆机
中，加水至上下水位线之间，按下
"豆浆"键，煮至豆浆机提示豆浆做
好，加牛奶搅拌均匀即可。

功效————————————

这道豆浆不仅帮助妈妈补钙，还可滋养
秀发。

蒸香菇盒

材料 鲜香菇250克，熟火腿末25克，
猪瘦肉200克，鸡蛋1个。

调料 酱油5克，水淀粉15克，葱花2
克，盐4克，白糖、淀粉各适量。

做法

1 猪瘦肉洗净，剁泥，加熟火腿末、葱
花、酱油、盐、白糖、淀粉、打散的
鸡蛋液，拌成肉馅。

2 香菇洗净，去蒂；取一个香菇，菇面
向下，每个菇伞内放馅，用另一个香
菇盖起来，即成香菇盒生坯。全部制
作好以后摆在碟内，放锅中蒸20分
钟。

3 锅烧热，加清水、酱油、盐煮开，用
水淀粉勾芡，浇在香菇盒上即可。

功效————————————

这道菜中维生素D含量较多，可提高妈
妈对钙的吸收率。

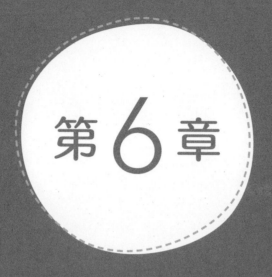

第6章

预防和调理产后不适

产后不落病

第 1 节

产后恶露不尽

产后随着子宫蜕膜脱落，黏液、血液、坏死蜕膜组织等物质会由阴道排出体外，这些物质称为恶露。一般情况下，恶露在产后 4~6 周才会基本排干净，如果超出该时间仍有较多恶露排出，则属于恶露不尽。恶露有血腥味，无臭味，当产后恶露不尽时，恶露会在颜色和气味上产生异常，比如有臭味，呈脓性。

根据时间和性状，恶露可分为以下三种。

名称	时间	性状
血性恶露	产后 1~3 天	恶露量较多，呈鲜红色，有血腥味
浆液恶露	产后 4~14 天	恶露中血液为淡红色，有黏液和较多的阴道分泌物
白色恶露	产后 2 周以上	恶露质黏稠，量稍多，呈淡褐色或白色

原因解析

产后恶露不尽的原因有多种，其中最常见的一种是感染。妈妈身体虚弱时抵抗力下降，容易出现感染。产后不清洁或清洁不到位也会引发感染，导致产后恶露不尽。

另外，妈妈如果没有得到充分的休息，则会引起内分泌失调，使子宫内膜增生又剥落，导致产后恶露不尽。

除上述原因外，胎盘、胎膜等组织残留在子宫内，子宫内膜有炎症，子宫收缩不良，饮食不当等也会导致产后恶露不尽。

需要就医的情形

1 血性恶露持续 2 周以上，有臭味，且呈脓性，这种情况很有可能出现了细菌感染，请及时就医。

2 血性恶露颜色灰暗，不新鲜，子宫有压痛，这是子宫感染的症状，请及时就医。

3 大量出血，子宫大而软，这很有可能是子宫恢复不良引起的，请及时就医。

需要注意的是，给宝宝哺乳、用力也会造成恶露增加，或者生化汤服用过多也会造成出血。如果出现恶露量过多（半小时浸湿2片卫生护垫）、流血不止或血块太大等情况，请及时咨询医生，以免产生危险。

预防措施

1 保持阴道清洁。因为有恶露排出，所以妈妈要勤换卫生巾，保持局部清爽。大小便后用温水冲洗会阴部，一定要从前往后擦拭，并选用柔软的消毒卫生纸。

2 产后未满50天忌性生活。

3 身体有所恢复后，可以适当起床活动，有助于气血运行，可促进恶露排出。

4 在饮食方面，少吃榴梿、桂圆等热性的食物，多吃新鲜蔬菜。生化汤可以活血散寒、祛瘀止血，适当服用有助于恶露排出。

产后运动

产褥操有助于子宫恢复和恶露排出，同时可以增强肠胃功能，促进盆底肌肉和韧带的恢复。

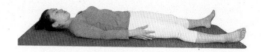

1 仰卧，双腿分开，双臂贴于身体两侧，吸气收腹；呼气，同时进行缩肛运动。重复动作50次。

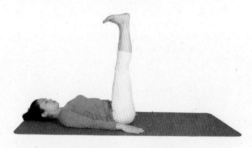

2 双手贴于地面，双腿并拢，缓缓抬起，和地面垂直，然后放下。重复动作10次。

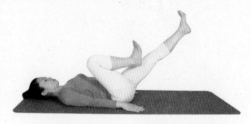

3 双手贴于地面，双腿在空中做骑车蹬腿运动。刚开始可以做10分钟，慢慢适应后可逐渐增加时长。

第 **2** 节

产后尿失禁

有些妈妈在产后会出现尿失禁的情况，在咳嗽、打喷嚏、大笑时常有尿液流出，或者频繁排尿但总觉得排不干净。

原因解析

在生产过程中胎宝宝头部下降，挤压妈妈的膀胱和尿道，造成周围韧带或肌肉受伤撕裂，特别是当产程过长时，更容易使膀胱周围的组织受损。

应对策略

· 缩肛运动

缩肛运动是通过对肛门进行有规律的一提一松的练习，锻炼盆底的肌肉，从而达到改善尿失禁的目的。缩肛还能预防痔疮。

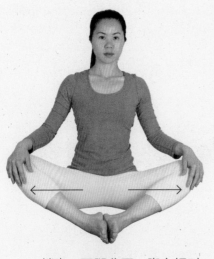

1　端坐，双腿分开，脚心相对，双手自然放于膝盖上。

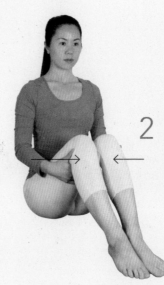

2　双腿并拢，同时用力收缩肛门，然后分开双腿，放松肛门。练习强度根据身体情况而定。

• 腹式呼吸放松法

腹式呼吸放松法能帮助妈妈降低盆底肌张力，放松盆底肌肉。妈妈应在放松的状态下进行，体位没有定式，可以边听舒缓的音乐边做。

具体做法：用鼻子缓慢吸气，吸气时，腹部随之鼓出来，直至无法再吸入更多气体，腹肌和盆底肌拉伸。用嘴巴慢慢呼气，呼气时，腹部慢慢回落，腹肌和盆底肌回缩。再吸气、呼气。建议吸气4秒，暂停1~2秒，呼气4秒，1分钟做6~7次深呼吸。每次训练5~10分钟，一天1~2次。

• 凯格尔运动

在小便过程中尝试夹断尿流，感受收紧的那部分肌肉就是盆底肌。凯格尔运动能锻炼盆底肌，缓解尿失禁。妈妈平躺在床上，放松，两腿自然伸直，不要夹紧，双脚向外旋，锻炼时正常呼吸，切忌腹式呼吸。

具体做法：缓慢收缩盆底肌达最大程度，持续数秒，具体感觉为会阴及肛门向内收缩并向上提升。收缩保持的时间长短应量力而行，3~10秒不等。缓缓放松同样的时间，注意收缩和放松的时间比是1∶1。

在收缩盆底肌时，应注意避免腹部、大腿内侧、臀部肌肉收缩。此外，还可以将凯格尔运动纳入开车、看书、看电视、打电话等日常行为中。

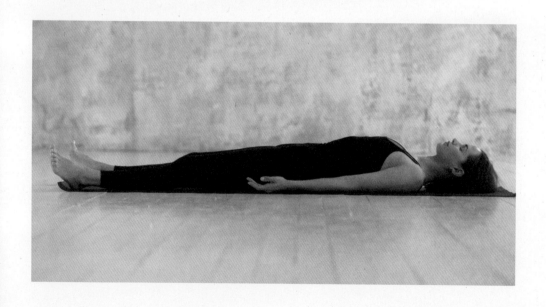

第3节

产后乳腺炎

产后乳腺炎是产褥期常见的一种疾病，多为急性乳腺炎，常发生于产后 3~4 周的哺乳期妇女，所以又被称为哺乳期乳腺炎。

主要分期

早期

乳房胀满、疼痛，哺乳时疼痛感加重；乳汁分泌不畅；乳房肿块不明显，或有或无；皮肤微红或不红，有时伴有食欲不佳、胸闷烦躁、全身不适等症状。

化脓期

乳房局部变硬，肿块增大，或伴有全身无力、寒战、高烧、脉搏加快、大便干燥、同侧淋巴结肿大等症状。一般可在 4~5 日内形成脓肿，乳房局部皮肤红肿透亮，肿块中间变软，用手按时会产生波动感，乳房跳痛。如果是乳房深部出现脓肿，则会出现全乳房肿胀、疼痛，高热，但皮肤红肿和按压肿块时的波动感不明显，有时同一乳房会产生多个脓腔。

溃后期

乳房浅表的脓肿会穿破皮肤，导致溃烂，乳汁会从创口处外溢形成乳漏；乳房深部的脓肿会穿向胸大肌和乳房间的组织，甚至产生脓毒败血症。

原因解析

产后乳腺炎主要是因为大量乳汁堆积在乳房里，导致乳腺管被乳汁堵塞而形成的。如果产后乳腺炎得不到及时治疗，会对乳房造成严重损伤，同时也会影响哺乳。

预防和调理措施

1 五指梳理法，疏通乳腺管。妈妈在产后可以用五指梳理法按摩乳房，帮助疏通乳腺管，刺激乳汁的分泌，预防乳腺炎。双手自然伸开，五指微曲，指腹接触乳房，顺着乳腺管的走向，单方向滑动梳理。

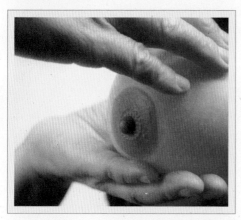

2 在乳腺炎的成脓期，应忌食辛辣、荤腥油腻之品，以免加重病情。饮食宜清淡而富于营养，宜多吃蔬菜、水果。海带具有软坚散结的作用，可多吃些。

3 产后催乳不宜过早。乳汁刚开始分泌时，乳腺管尚未通畅，再加上新生儿吸吮能力弱，如果乳汁分泌量大，容易诱发乳腺炎。

4 哺乳时让宝宝吃空一侧乳房再吃另一侧。若妈妈的乳汁很充足，宝宝只吃一边就饱了，另一边又很胀，就一定要把其中的乳汁挤出来，以防形成硬结，造成急性乳腺炎。

5 保证正确的喂养姿势。不要让宝宝只含住乳头。

6 妈妈忌趴着睡觉，避免因挤压乳房引起乳汁淤积，造成急性乳腺炎。

7 不戴有钢托的文胸。妈妈的乳汁会时常不经意地流出，加上乳房的乳汁充盈易造成乳房下垂，这时候妈妈最好戴专门的哺乳文胸，不要戴有钢托的文胸，以防乳腺管受挤压，造成局部乳汁淤积，引起急性乳腺炎。

8 注意休息，减少压力。分娩后，带娃的疲劳、体内激素的下降、家庭成员间关系的磨合等都会让妈妈产生压力，乳腺炎会乘虚而入。因此，在这个阶段，妈妈最重要的任务就是专注于喂奶，宝宝睡的时候也一起休息，家里的琐事就先别管了。照顾宝宝的事情也不需要件件亲力亲为，交给爸爸负责，也能很好地增进父子（女）感情。

9 物理治疗对乳腺炎有非常好的治疗效果，并且不影响妈妈哺乳。必要时，应及早到医院进行检查和治疗。

第4节

乳腺增生

乳腺增生与内分泌功能紊乱有着密切关系。在内分泌失调的情况下，会出现乳腺组织增生过度与复旧不全。一段时间后，增生的乳腺组织不能全部消退，于是形成了乳腺增生。产后妈妈如果不注意正确的哺乳方法，很容易导致产后乳腺增生。

原因解析

目前，诱发乳腺增生的真正原因还不明确，体内激素水平失衡、孕激素分泌减少、雌激素相对增多或许是引发乳腺增生的重要原因。另外，饮食结构不合理、生活习惯不良、心理压力过大都可能造成女性内分泌失调，这些都是诱发乳腺增生的重要原因。

常见症状

乳腺增生的症状主要表现在五个方面。

乳房疼痛：单侧或两侧乳房刺痛或胀痛，常常一侧偏重。乳房肿块处疼痛，疼痛可向腋窝、胸肋和肩背处放射。疼痛严重时不能触碰患处，影响正常生活和工作。

乳房肿块：单侧或双侧乳房内产生一个或多个肿块，多发于乳房外上象限，肿块在其他象限内也会产生。

乳头溢液：有些患者会出现乳头自发溢液的现象，溢液多为淡黄色或白色浆液。

月经失调：部分患者会出现月经紊乱，经量少或经色淡，可伴有痛经。

情志改变：除上述症状外，患者可能会出现心烦意乱、爱生气等症状。

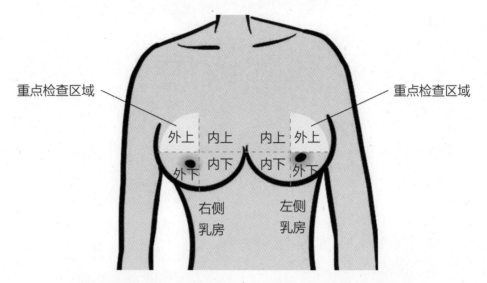

重点检查区域　　　　　　　　　　　　　　　重点检查区域

外上　内上　　内上　外上

内下　　内下

外下　　　　　　　外下

右侧
乳房

左侧
乳房

乳房区域可以分为四个象限：内上象限、内下象限、外上象限、外下象限。以左侧乳房为例，在进行乳房自检的时候，重点检查外上象限范围，检查范围应延伸到腋周，这个区域是恶性肿瘤多发区

预防和调理措施

乳腺增生不仅给患者造成身体上的疼痛，也会造成心理上的压力，所以产后妈妈一定要注意乳腺增生的预防和调理。

1. 不良情绪是诱发乳腺增生的重要原因，产后妈妈一定要注意调节情绪，保持心情舒畅，避免过度紧张、焦虑、悲伤等不良情绪。

2. 调整饮食结构。饮食要清淡，忌食生冷、辛辣等刺激性食物，少吃动物肝脏、甜食及油炸食品；多吃蔬菜水果和粗粮。另外，橘子、海带、牡蛎有行气散结的作用，可以经常吃一些。

3. 倡导健康的生活方式，调整生活节奏，注意劳逸结合，减轻各种压力。

4. 多运动，改善免疫力，预防肥胖。

5. 不可滥用避孕药和含有激素的美容产品。

腰酸背痛

原因解析

产后妈妈经常会出现腰酸背痛的症状，导致这一症状的原因有很多，生理性缺钙、哺乳姿势不正确、劳累过度、受凉、活动过量、子宫脱垂等都会引发产后腰酸背痛。而且产后妈妈的内分泌系统还没有完全恢复，腹部肌肉和骨盆韧带都处于松弛状态，加上经常弯腰照料宝宝，或者恶露排出不畅导致盆腔瘀血等，这些都容易让产后妈妈腰酸背痛。

预防和缓解措施

· 采取正确的姿势哺乳

妈妈可以躺着或坐着哺乳。可以坐在低凳上哺乳，如果坐得较高，可以让一只脚踩在脚垫上，同时在膝上放一个枕头以便将宝宝抬高。当躺着哺乳时，可以将宝宝放在腿上，让宝宝的头枕在妈妈的胳膊上，妈妈用手臂托住宝宝的后背，让宝宝的脸部和胸部靠近妈妈，下颌紧贴乳房。

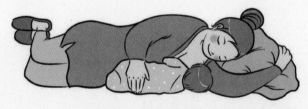

1 侧卧：妈妈侧卧，宝宝面对乳房，一手揽住宝宝身体，另一手将乳头放到宝宝嘴里，之后将手自然搭在枕侧。侧卧方式很适合剖宫产妈妈。

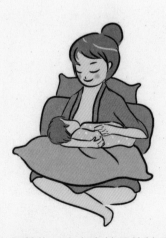

2 摇篮抱：坐在有扶手的椅子上（也可靠坐在床头），将宝宝抱在怀里，一侧胳膊弯曲，让宝宝靠着妈妈前臂，不要探身或弯腰。另一只手成"C"形放在乳房下支撑乳房。

3 橄榄球抱：妈妈在腿上放一个垫子，将宝宝抱在身体一侧，胳膊肘弯曲，用手掌和前臂托住宝宝头部和身体，另一只手将乳头放进宝宝嘴里。橄榄球抱非常适合乳房较大的妈妈或者剖宫产的妈妈。

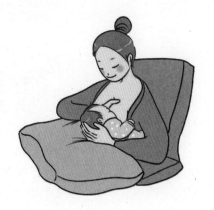

·做背部伸展操

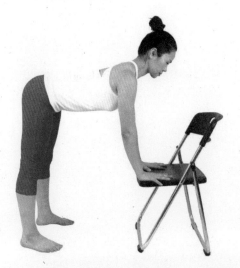

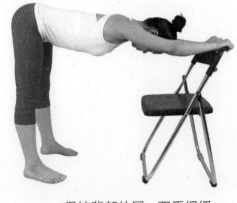

1 准备一把稳定性好的椅子，靠墙放好椅子，避免晃动。站立，双脚分开，与肩同宽，双手支撑在椅面上，感受背部的伸展。

2 保持背部伸展，双手缓缓向上移动，抓住椅子背部，强化伸展效果。

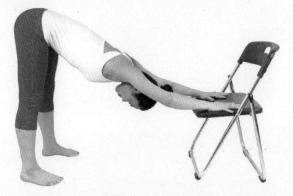

3 双手回到椅面上，双脚后移，背部向下压，与腿成45度，继续伸展。

第6节

妈妈腕

"妈妈腕"在医学上又称"桡骨茎突狭窄性腱鞘炎"，简称为腱鞘炎，是一种常见的手腕疼痛病症。大拇指底部的肿痛会造成大拇指或手腕活动不便，在做拧、握、抓、捏等动作时，腕部会疼痛。

原因解析

分娩后的女性气血虚弱，身体一旦受凉，很容易引起产后关节痛。如果产后妈妈抱宝宝的姿势不正确或者抱宝宝的时间太长，就会增加患"妈妈腕"的概率。

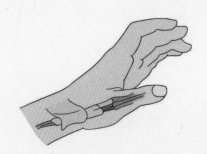

在手腕桡骨附近，能摸到脉搏的突出部位出现水肿，按压时产生或加剧疼痛

马大夫贴心话

如何判定"妈妈腕"

可以用一只手握住另一只手的大拇指，随后将后者的手腕向小指一侧弯，若感到疼痛加剧，则很有可能患有"妈妈腕"。

预防和缓解措施

佩戴护腕。若出现产后手部不适，可以佩戴护腕，以减少外部刺激对手腕的影响。

活动手腕。对手腕进行适度的转动。冬春季节容易出现关节疼痛，妈妈们要做好预防工作。

用正确的姿势抱宝宝。产后妈妈若有手部不适就要减少抱宝宝的时间，或者改变抱宝宝的姿势。尽量不要一只手抱宝宝，也不要太过依赖手腕力量，可以让宝宝靠近妈妈身体，这样可以获得较好的支撑，减轻手腕的负担。

不要过度使用手腕。若提重物、拧毛巾、烹饪、缝纫等时间太长，会对大拇指和手腕造成损伤，所以要适当休息，不可过度使用手腕。

此外，进行手部按压运动可以有效缓解腕部疼痛。

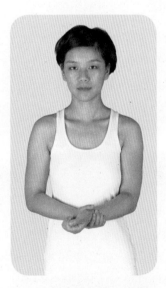

1 一只手握住另一只手的腕部，可以前后和左右按压，也可以顺时针或逆时针转动手腕。

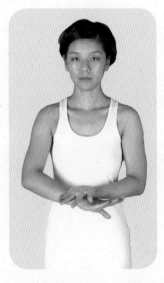

2 手腕交替，互相摩擦。

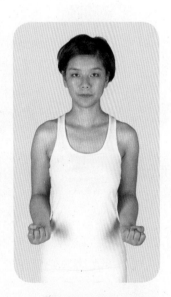

3 双手同时进行手指的伸缩和手腕的转动。

第7节

产后脱发

产后脱发指妈妈在生产之后头发异常脱落，是典型的急性休止期脱发，多见于产后3~4个月。随着身体状态的恢复，脱发症状一般会在产后6个月左右得到改善。

原因解析

·激素问题

孕妈妈雌激素增多，脱发速度变慢，本该正常脱落的头发没有脱落；分娩后，女性体内的雌激素减少，导致严重脱发。

·精神因素

分娩前后的女性会出现压力过大、情绪不稳的情况，这会导致机体代谢紊乱，造成脱发。

·饮食因素

怀孕、分娩是极大的消耗过程，产后妈妈如果营养不均衡，或者消化吸收功能不良，就会导致脱发。

·护理因素

很多妈妈在产后不敢洗头，致使灰尘和皮脂腺分泌物混合堆积，可能引起头皮感染或毛囊炎，这也是导致脱发的重要原因。

预防和调理措施

为了避免产后脱发，妈妈应该在怀孕期和哺乳期保持乐观的情绪，做好头皮护理工作，同时也要注意饮食的合理性。下面几种食物有护发功效，产后脱发的妈妈可以适当选用。

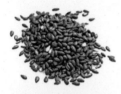

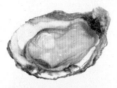

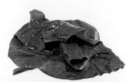

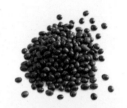

黑芝麻	牡蛎	海带	黑豆
富含各种矿物质和蛋白质，可有效缓解脱发	富含锌、硒元素，对头发生长有益	富含多种矿物质和维生素，有益于头发的生长和润泽	富含优质蛋白质和矿物质，有助于毛发再生，是乌须黑发的佳品

另外，按揉百会穴也可改善脱发。

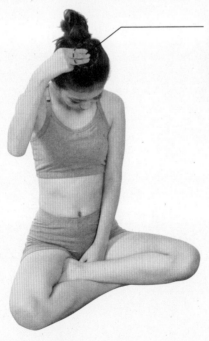

百会
百会穴位于头顶部，两耳尖连线的中点处

中指按揉百会穴，食指和无名指进行辅助，顺时针转36圈，每天2~3次，可以升阳固脱，改善脱发。

第8节

产后便秘

产后便秘是产后常见疾病之一，指产后妈妈正常饮食，但接连几天不排大便，或者大便干燥、排便困难。

原因解析

导致产后便秘的原因主要有五种。

产后胃肠功能减弱，肠蠕动变慢，肠内容物长时间停留在肠腔内，致使水分被过度吸收，导致大便干结。

月子期间活动量减少，肠蠕动相应变慢，这也是导致便秘的原因。

导致产后便秘的原因

怀孕期间，子宫增大，腹部膨胀，造成腹壁、盆底的肌肉收缩力量不足，排便无力。

产后饮食不合理，营养摄入不均衡，进食太多肉类，水果蔬菜吃得太少。

术后有伤口或者产后身体虚弱也会导致排便无力。

预防和调理措施

产后便秘可能引起腹痛，诱发痔疮，所以预防和调理产后便秘是非常有必要的。

· 饮食调养

1 注意饮食结构，多吃富含膳食纤维的食物。膳食纤维吸水后膨胀，可刺激肠胃蠕动。膳食纤维丰富的食物主要有水果、蔬菜和粗粮，例如苹果、番茄、芹菜、红薯、糙米等。

2 多喝汤水，不仅有利于泌乳，还可以软化大便。清晨起床后可以空腹喝一杯蜂蜜水，可促进肠蠕动，帮助排便。

3 可以吃一些润肠食物，例如芝麻、核桃仁、瓜子仁等。这些食物含油脂较多，有助于润肠通便。

· 适当锻炼

顺产、身体健康的妈妈产后第二天即可下床活动，活动时间可随着身体的恢复逐渐增加。也可以做缩肛运动，将肛门上提，然后放松，每组做 10~30 次，早晚各做 1 组。

· 按压天枢穴

在用双手拇指指腹按压天枢穴的同时使腹部向前挺出，缓慢吸气，上身慢慢前倾，然后呼气，重复 5 次。常按天枢穴可以促进胃肠蠕动，帮助排便。

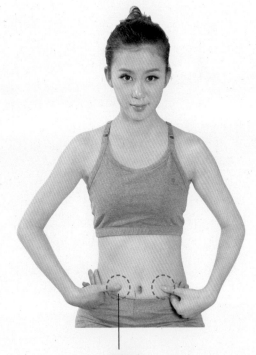

天枢穴
在腹中部，平脐中，左右各距脐中 2 寸处

第9节

产后水肿

产后水肿是指月子期间，妈妈因体内水液潴留而导致的下肢水肿，甚至是全身水肿。

原因解析

1 孕妈妈在怀孕期间进食多，运动少，产后气血两亏，致使身体多余的水分不能被代谢出去，从而出现水肿。

2 孕晚期子宫变大，压迫下肢静脉，影响血液循环，从而引起水肿。

3 月子期间活动量减少也会导致产后水肿。

应对策略

· 泡泡脚

脚部有膀胱经、胃经、胆经的终止点，也有脾经、肝经、肾经的起始点。每天晚上泡泡脚，可以刺激这6条经络，促进血液循环，改善脏腑功能，缓解产后水肿。泡脚后一定要将脚擦干，避免脚部受凉。

马大夫贴心话

哪些情况下的水肿应及时就医？

产后妈妈若出现下肢乃至全身水肿，并伴有心悸、气短、四肢无力、尿少等症状时，需要及时就医；剖宫产的妈妈若出现一侧下肢水肿、疼痛的症状，一定要引起注意，因为这极有可能是静脉血栓合并肺栓塞的先兆。

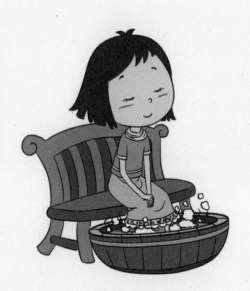

·按摩双腿

双手捏住小腿肚，一边捏，一边从中间向上下按摩，按捏的位置要不断改变。

双手一上一下握住小腿，像拧抹布一样，左右拧小腿肚的肌肉，由脚踝往膝盖处拧。

双手握住小腿，大拇指按住胫骨，由上而下地按摩。

·适量运动

进行适量运动能帮助妈妈缓解水肿。产后6周，顺产妈妈就可以进行有氧运动了，一般从每天15分钟逐渐增加至每天45分钟，每周坚持4~5次。剖宫产妈妈应根据自己的身体状况（如贫血和伤口的恢复情况），缓慢增加有氧运动及力量训练。

·饮食调理

1. 饮食清淡，每日的食盐摄入量控制在6克以下。饮食过咸后大量饮水，会增加心肾负担，导致水肿。

2. 食用黄瓜、冬瓜、红豆等可利尿消肿的食物。

3. 少吃甜食，因为甜食会增加体内湿气，加重水肿。

·消肿食材推荐

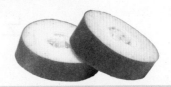

冬瓜
利尿、消肿、清热，促进体内多余水分排出

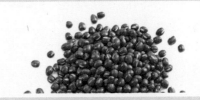

红豆
利尿消肿，解酒

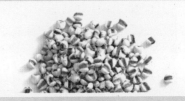

薏米
促进血液循环和水分代谢，改善产后水肿

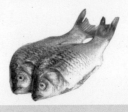

鲫鱼
健脾胃、消水肿、通血脉，缓解产后水肿

产后健忘

人们常说"一孕傻三年",生产后的妈妈经常会出现丢三落四和认知能力下降的情况,其实这是产后健忘的表现。

原因解析

分娩后的妈妈雌激素水平明显下降,记忆力也会下降。此外,产后妈妈要照顾宝宝,容易睡眠不足,导致记忆力下降。不过不用担心,当妈妈逐渐适应有宝宝的生活后,这种症状会得到改善。

改善措施

·保持良好的情绪

新手妈妈不必对自己要求过于严格,多与家人、朋友沟通,吸取养孩子的经验和教训,从容面对养孩子过程中遇到的各种问题。对于重要的事情可以写在备忘录上,以免因为忘记而自责、焦虑。

·按压心俞穴

心俞穴(位于第5胸椎棘突下,左右各旁开1.5寸处)可以通络安神,按压心俞穴有助于缓解健忘症状。因为心俞穴位于背部,妈妈可以俯卧,让家人帮忙按摩。按摩时双手手指指腹揉按穴位,持续1~2分钟。

·燕麦小米豆浆

豆浆含有大豆卵磷脂,而大豆卵磷脂可以为大脑神经提供养料,有助于消除大脑疲劳,提高记忆力。燕麦片则富含碳水化合物,有利于增强大脑功能和记忆力。小米中含有磷、铁、色氨酸等营养素,有利于健脑益智。

材料 小米20克,燕麦片30克,黄豆50克。

做法

1 用清水浸泡黄豆4~6小时,然后洗净;用清水浸泡小米2小时,然后洗净;将燕麦片洗净。

2 将材料全部倒入豆浆机中,加入适量的水,按下"豆浆"键,直至豆浆机提示完成即可。

第7章

产后塑形
带你重塑健康好身材

产后塑形微课堂

产后塑形要点1：锻炼核心肌群

产后塑形、瘦身的秘诀是锻炼核心肌群。核心肌群主要指的是腹部、腰背部、臀部的肌肉，它们是人体最重要的肌群。

人体做运动时，一般会用到核心肌群，因此如果核心肌群功能强，我们在做跳跃、转体动作时，速度会更快，力量会更强。反之，如果核心肌群无力，那么就容易出现腰酸背痛、肩颈酸痛等不适，脂肪也容易堆积在腰部、臀部。

 马大夫贴心话

锻炼核心肌群的好处

· 燃脂力上升
· 代谢率上升
· 活动更轻松
· 减轻酸痛感

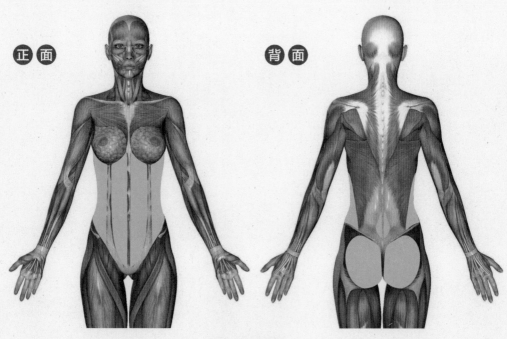

核心肌群位置

产后塑形要点 2：增强肌力训练

产后想要恢复修长纤细的体态，加强肌力训练是必不可少的。现在很多人忽略了肌肉锻炼，认为自己又不用干体力活，要那么多的肌肉没有用。其实肌肉对人体机能的维持和提高，是起决定性作用的。

马大夫贴心话

提升肌力的好处

· 增加热量消耗
· 让身体更健康
· 提升代谢率
· 减少疾病、延缓衰老

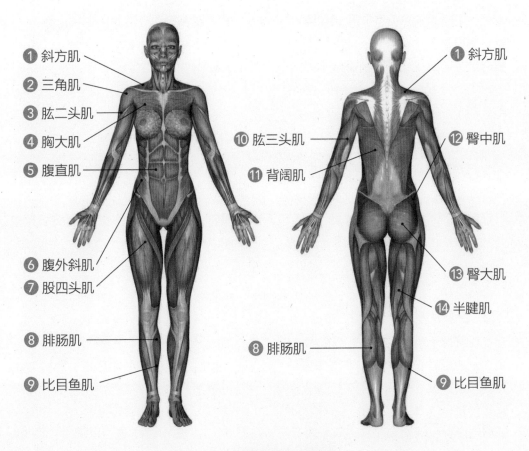

女性重要肌肉图解

· 各部位肌肉特色

1 斜方肌
纤背运动可见本书第 183 页

属背部肌群，锻炼这个部位可以矫正驼背，让体态更挺拔修长。

2 三角肌
纤背运动可见本书第 183 页

属背部肌群，锻炼这个部位可以让肩膀更易于活动，手臂、肩膀更灵活，缓解肩部酸痛。

3 肱二头肌
纤臂运动可见本书第 166 页

属上臂肌群，锻炼这个部位可以帮助甩掉手臂赘肉，美化手臂线条。

4 胸大肌
美胸运动可见本书第 162 页

锻炼这个部位可以让上胸更饱满，胸型更好看。

5 腹直肌
瘦腹运动可见本书第 169 页

属腹部肌群，锻炼这个部位可以让腹肌更发达，打造平坦的腹部。

6 腹外斜肌
瘦腹运动可见本书第 169 页

属腹部肌群，收缩时可以使躯干弯曲旋转，防止骨盆前倾，对腰椎活动有帮助。

7 股四头肌
瘦腿运动可见本书第 178 页

属大腿肌群，位于大腿前方，主要让人在跑步、攀登、踢腿时可以伸直膝盖，并维持人体直立姿势。锻炼这个部位可以预防膝盖痛。

8 腓肠肌
瘦腿运动可见本书第 178 页

属小腿肌群，位于小腿后方，小腿粗壮、萝卜腿等就是因为腓肠肌过于发达。

9 比目鱼肌
瘦腿运动可见本书第 178 页

属小腿肌群，加强这个部位的锻炼，可以让小腿更加修长。

10 肱三头肌
纤臂运动可见本书第 166 页

属上臂肌群，作用是使肘关节伸展，锻炼这个部位可以摆脱恼人的"蝴蝶袖"。

11 背阔肌
纤背运动可见本书第 183 页

锻炼这个部位能帮助改善形体，让身体线条更有型，也能衬托出腰部的纤细感。

12 臀中肌
翘臀运动可见本书第 176 页

属臀部肌肉，这个部位如果无力，容易造成膝盖内侧痛、足跟外翻、足弓塌陷等问题。锻炼这个部位可以让臀部饱满、圆润，呈现漂亮的弧度。

13 臀大肌
翘臀运动可见本书第 176 页

属臀部肌肉，锻炼这个部位可以让臀部线条更漂亮。

14 半腱肌
瘦腿运动可见本书第 178 页

大腿后侧的肌肉，主要负责膝盖弯曲，锻炼这个部位可以稳定膝盖，减少运动损伤。

产后塑形要点 3：盘点瘦身好物

·运动辅助工具

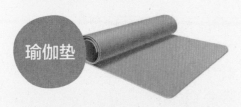

瑜伽垫

可以选择环保 POE 材质、厚度适中、特殊加长设计的瑜伽垫，使用起来更方便。

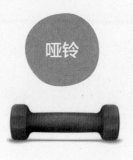

哑铃

刚开始可以选择单个重 0.5 千克的哑铃。可以用防滑棉包覆，便于拿握。

椅子

椅子可以用来充当辅助器械，帮助你完成一些简单的运动。

瑜伽砖

瑜伽砖很适合辅助进行伸展骨盆训练，可防止做高难度动作时拉伤肌肉。

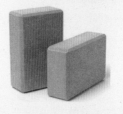

弹力带

弹力带本身有一定的弹力，使用弹力带有利于减少运动中可能造成的关节损伤。弹力带建议选择天然乳胶材质的，这种弹力带无毒、无异味，而且弹性好、韧性佳。

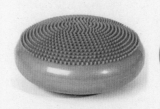

平衡垫

人在平衡垫上晃动的过程，其实是一个反复破坏平衡、建立平衡的过程，反复训练有利于提高肌肉的反应速度。可以从两脚站立转换到单脚站立，每次训练不超过 1 分钟，每天可以进行多次锻炼。

· 塑身衣裤

产后，不少妈妈可能会因为哺乳或胸部下垂等问题，暂时无法穿孕前的内衣，因此一般会选择运动内衣或哺乳内衣。选购运动内衣时，建议选购包覆性强、不压胸，而且弹性好、吸湿排汗效果好的运动内衣。

此外，不少妈妈担心腹部赘肉影响美观，可以穿着修饰腹部线条的塑身衣、塑身长裤。在挑选时应考虑"舒适＋修饰"等功能，在穿着时以"方便、舒适、不紧绷"为原则，这样外出时就能修饰腰部线条、平坦小腹，巧妙藏起腰腹的赘肉。

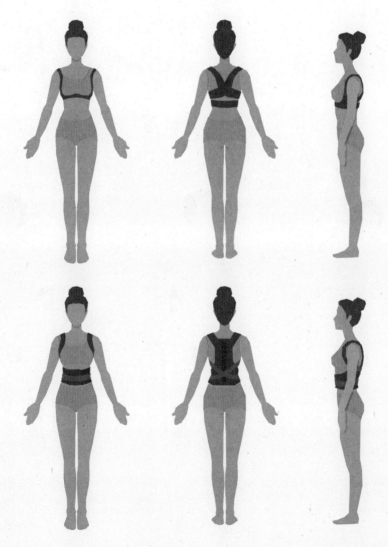

第 **2** 节

美胸动作

合掌推胸

次数：重复做 20 次。
功效：让胸部丰满挺拔。

· **方法**

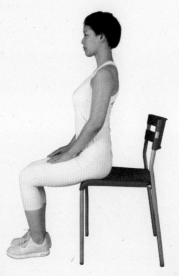

1 坐在椅子上前 1/3 处，挺直腰背。双手自然垂放，并拢双膝。

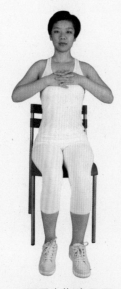

2 双手十指交叉于胸前，做丹田深呼吸。

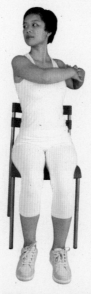

3 头扭向右边，肩膀保持不动，合在胸前的双手向左伸展。

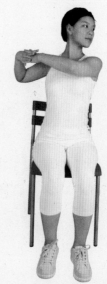

4 头扭向左边，肩膀保持不动，合在胸前的双手向右伸展。

站立挺身

次数：重复做 10 次。

功效：让胸部变得更加紧致、挺拔。

·方法

双脚站立，双手伸向背后，手指交叉相扣，拉伸手臂，带动身体挺胸抬头，呼吸均匀有序，坚持 30 秒。

双手推墙

次数：重复做 20 次。

功效：锻炼胸大肌。

·方法

面墙而立，双腿分开，与肩同宽，挺胸，双臂伸直且与肩等高，分开 5指，将掌心紧贴于墙面。身体前倾，手臂弯曲，使身体尽量贴近墙面，随后伸直手臂，使身体远离墙面。

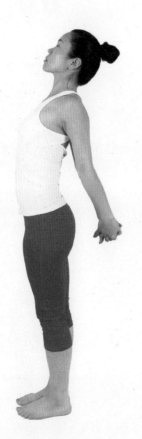

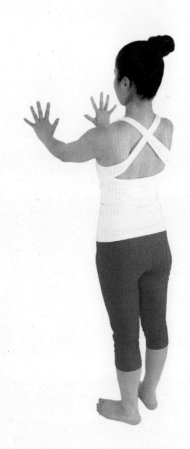

握拳伸展

次数：重复做 20 次。

功效：锻炼胸部肌肉，有效预防胸部下垂。

·方法

身体直立，双手握拳，左手向右上方举过头顶，右手向左上方举过头顶，双手在头顶上方交叉，坚持 10 秒。

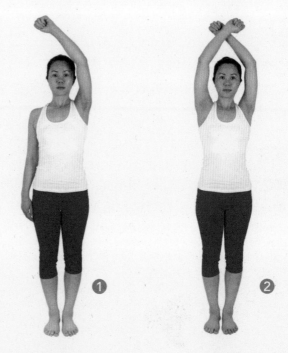

8 字按摩

次数：重复做 10 次。

功效：有效预防胸部外扩。

·方法

1 将左手放于左胸外下侧。

2 沿着胸部下方，以 8 字的形状向另一边乳房按摩。然后换右手，从右胸开始按摩。

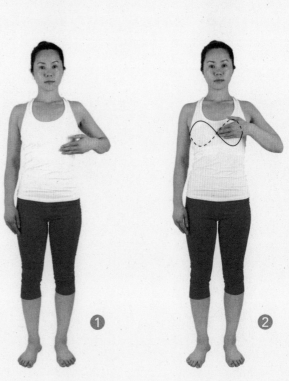

画圈按摩

次数：重复做 20 次。

功效：紧实胸部肌肉，预防胸部下垂。

· 方法

1 双手手背对手背，放于两侧乳房之间。

2 轻按乳房，两手分别沿着乳房由内向外画圈。然后将双手放回原处。

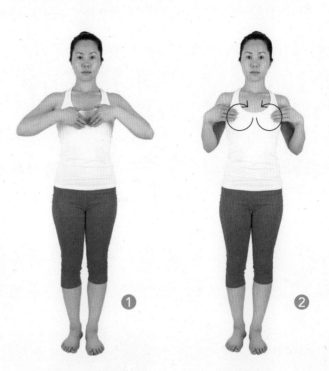

螺旋按摩

次数：重复做 10 次。

功效：让胸部更加挺拔。

· 方法

1 将手放于腋下，沿着乳房外围进行圆形按摩。

2 对乳房进行从下往上的提拉按摩，直至锁骨的位置。另一侧也进行同样的动作。

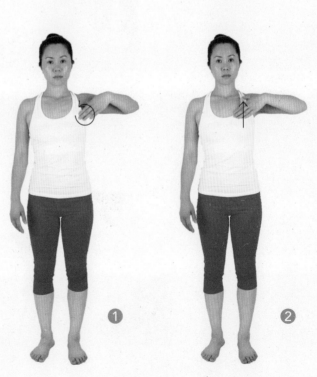

纤臂动作

手臂伸展

次数：重复做 15 次。

功效：快速瘦手臂。

·方法

1 两只手各握一瓶矿泉水，托举到肩膀，再将手臂举过头顶。

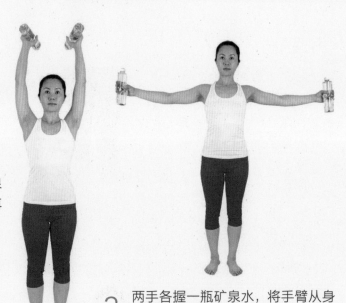

2 两手各握一瓶矿泉水，将手臂从身体两侧慢慢抬起，与肩平齐，坚持5秒钟，随后向前平举，坚持5秒钟，然后将双手慢慢放下。

椅子操

次数：重复做 10 次。

功效：美化手臂线条。

·方法

选一把稳定性好、高度合适的椅子，放在身体后方，双手反撑于椅子边缘，先向下蹲再起身，让臀部与椅子平齐。

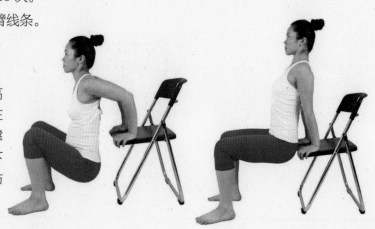

坐姿扭转

次数：重复做 20 次。

功效：让手臂、肩背线条更优美。

·方法

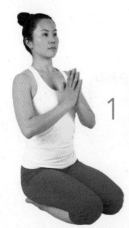

1 在瑜伽垫上跪坐，臀部坐于脚跟上，双手在胸前合十，平稳呼吸。

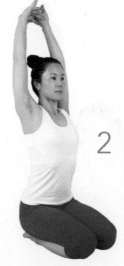

2 吸气，努力向上抬起双臂，双手交叉，掌心向上。感受两侧腰部向上伸展。

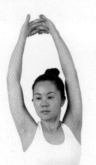
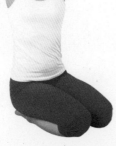

3 呼气，将身体向右侧扭转，自然呼吸，坚持 30 秒。

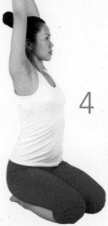

4 吸气，身体回到中间位置，呼气，再将身体向左侧扭转，自然呼吸，坚持 30 秒。

手臂屈伸

次数：重复做 10 次。

功效：减掉手臂赘肉。

·方法

马大夫贴心话

手臂屈伸注意事项

练习过程中身体不要晃动；拿哑铃的手臂要保持稳定，不能前后移动，另外一只手可以扶在其肘部或上臂帮助稳定。

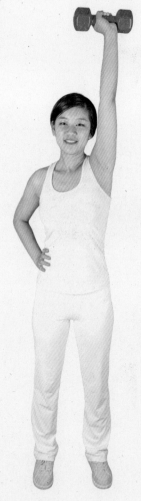

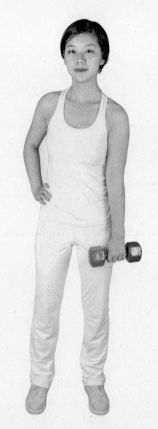

1　身体直立或坐直，如站立，双脚稍微分开，眼睛平视前方；左手拿哑铃并高举过头，头不能歪；右手叉腰或扶在左手肘关节处。

2　左手慢慢往下放，直至完全落下。换右手握哑铃重复相同的动作。

第4节

瘦腰腹动作

仰卧起坐

次数：重复做 15 次，每做 5 次休息 15 秒。

功效：使腹部肌肉更具弹性，从而改善体态。

·方法

1. 身体在瑜伽垫上仰卧，屈膝 90 度左右，双脚平放于地面。

2. 将手靠在头部两侧，利用腹肌力量将身体向上拉起，同时呼气，让腹部肌肉收紧并稍加停顿，吸气，让身体慢慢下降到原位。

 马大夫贴心话

仰卧起坐要注意以下几点

1. 不可将脚部固定住，因为这样会让大腿和髋部的屈肌参与到工作中，分担了腹部肌肉的工作量，达不到理想效果。

2. 做仰卧起坐时不可将腿伸直，以免增加背部负担，对背部造成损害。

3. 双手放置的位置取决于自身腹肌的力量，双手越靠近头部，仰卧起坐时越吃力。初学者可将手放在身体两侧，待体能提升后，可将手交叉贴在胸前。进一步练习后，可将手靠在颈后耳侧。注意，不可将手交叉放在脑后，否则会有拉伤颈部肌肉的危险。

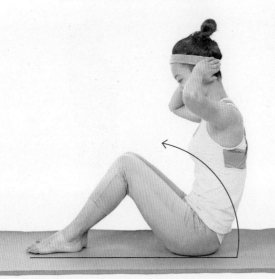

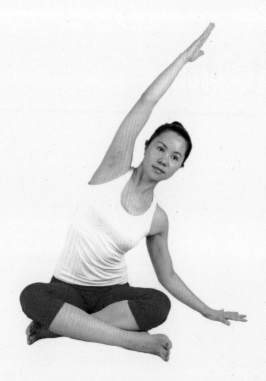

坐姿侧弯腰

次数：重复做 20 次。

功效：减少腰侧赘肉，让腰部更灵活。

·方法

双腿盘坐，上身挺直，将右臂向上伸直并贴于耳侧，然后左手轻触地，用腰椎带动上身慢慢向左侧弯曲，达到最大限度后，自然呼吸，坚持 15 秒，随后换另一方向进行。

站姿伸臂弯腰

次数：重复做 20 次。

功效：减少腰腹部赘肉，提高腰腹部的耐力和柔韧度。

·方法

站立，手臂向上伸展，双手十指相扣，掌心向外；身体缓慢向前弯曲，当上半身与下半身成直角的时候，保持姿势，进行 3 次呼吸，然后身体慢慢恢复直立姿势。

左右摇摆

次数：重复做 20 次。

功效：塑造身体的 S 曲线。

· **方法**

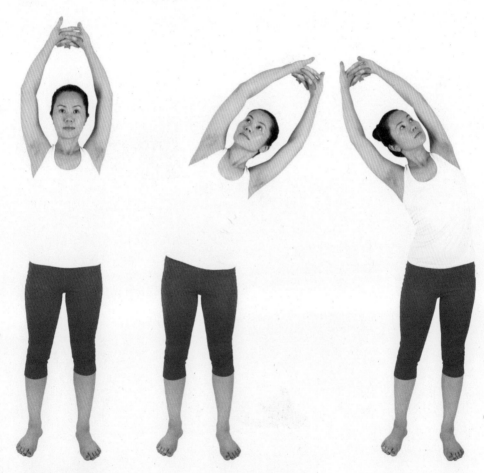

1 站姿，双脚分开，与肩同宽，双腿收紧上提，吸气的同时双臂由身体两侧向上抬起，双手在头顶上方交叉，掌心向上。

2 呼气，上身缓缓向左侧弯曲，感受右侧腰部拉伸，并坚持 20 秒，然后吸气，回到中间位置。

3 呼气，上身缓缓向右侧弯曲，感受左侧腰部拉伸，并坚持 20 秒，然后吸气，回到中间位置。

仰抬腿

次数：重复做 20 次，每做 5 次休息 15 秒。

功效：帮助增强腰肌力量。

·方法

1 侧躺，双腿伸直并拢，双手撑于地面，抬起上半身。

2 呼气，双腿在并拢状态下抬起，与地面约成 30 度角，然后吸气，还原。

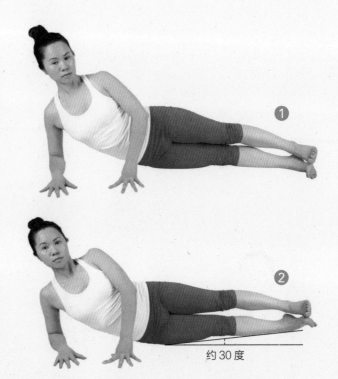

约30度

平躺侧弯腰摸脚跟

次数：重复做 10 次。

功效：有助于重塑腰腹肌肉，使腰部曲线更加紧致。

·方法

1 仰卧，双腿弯曲，双脚分开，与髋部同宽，双臂平铺于身体两侧。

2 吸气，下背部贴地，上身抬起，向右侧倾斜，用右手去触摸同侧脚跟，呼气，恢复仰卧姿势。换另一侧重复以上练习。

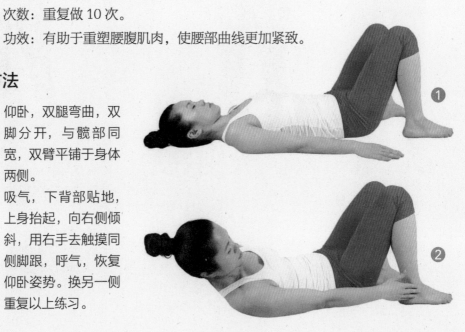

鳄鱼扭转

次数：重复做 10 次。

功效：放松全身肌肉，活动骨盆，消除赘肉；有助于睡眠。

·方法

1　仰卧，屈膝，双臂放在身体两侧。

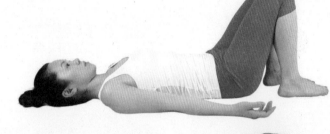

2　双臂伸展，与肩持平，臀部稍稍抬起，左右移动。

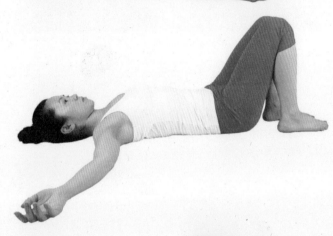

3　双膝向右边倾倒，右手放于腿弯处，头扭向左侧，眼睛看向左手，坚持 20 秒。

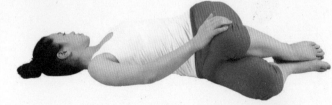

4　还原，另一侧重复以上练习。

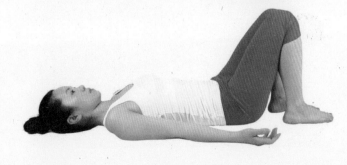

猫式瑜伽

次数：重复做 20 次。

功效：活动脊柱，放松肩颈部，收紧腹肌。

· **方法**

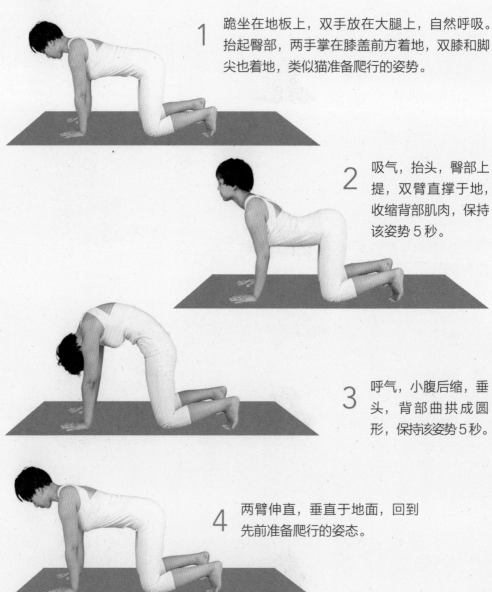

1 跪坐在地板上，双手放在大腿上，自然呼吸。抬起臀部，两手掌在膝盖前方着地，双膝和脚尖也着地，类似猫准备爬行的姿势。

2 吸气，抬头，臀部上提，双臂直撑于地，收缩背部肌肉，保持该姿势 5 秒。

3 呼气，小腹后缩，垂头，背部曲拱成圆形，保持该姿势 5 秒。

4 两臂伸直，垂直于地面，回到先前准备爬行的姿态。

瑜伽球动作

次数：重复做 20 次，每做 5 次休息 15 秒。

功效：锻炼核心肌群，瘦腰腹。

·方法

1 仰卧，双腿放在健身球上面，进行腹式呼吸。吸气时膈肌会下降，把脏器挤到下方，因此肚子会膨胀，而非胸部膨胀。

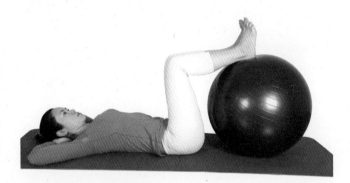

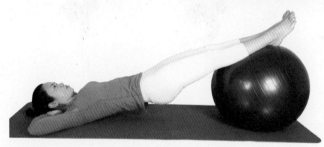

2 吸气的同时臀部抬起，保持5秒。

3 两膝夹紧健身球，且收缩肛门 10 次。

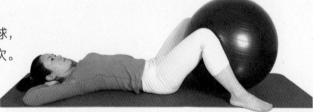

4 头部抬起，保持5秒，再平躺。

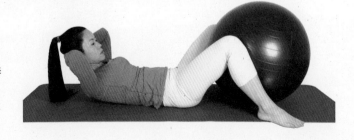

翘臀动作

美臀操

次数：重复做 10 次。

功效：能够减少臀部脂肪，改善肥胖，美臀。

· **方法**

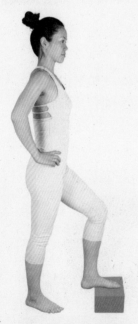

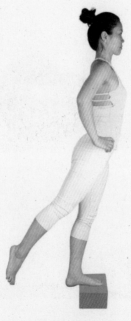

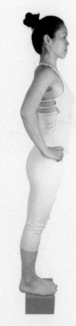

1 站姿，双脚微微分开，将瑜伽砖放在身前距离双脚一步远的位置，双手放在髋部，背部挺直，吸气的同时抬起左脚，踩在瑜伽砖上。

2 上身不动，呼气，左腿努力向上蹬，右腿稍稍向后抬起。

3 吸气，右腿收回，双脚踩在瑜伽砖上。还原，换另一侧重复以上动作。

丰臀瑜伽

次数：重复做 10 次。

功效：增强臀部外展肌群的力量，美臀，燃脂。

·方法

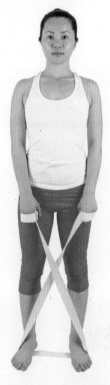

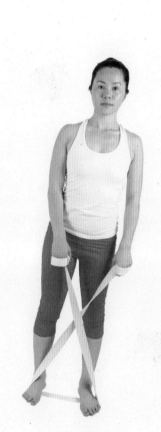

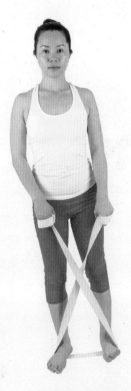

1 将拉力带两端握于双手，交叉踩在脚下，双脚站立，与肩同宽，身体挺直。注意拉力带的长度，应使双臂呈伸直、微紧绷的状态。

2 吸气，身体重心移到左脚，右腿外展，将拉力带撑起。

3 呼气，身体重心移到右脚，左腿外展，将拉力带撑起。

瘦腿动作

踮踮脚

次数：重复做 10 次，每做 2 次休息 15 秒。

功效：拉伸小腿肌肉，有助于塑造修长小腿。

·方法

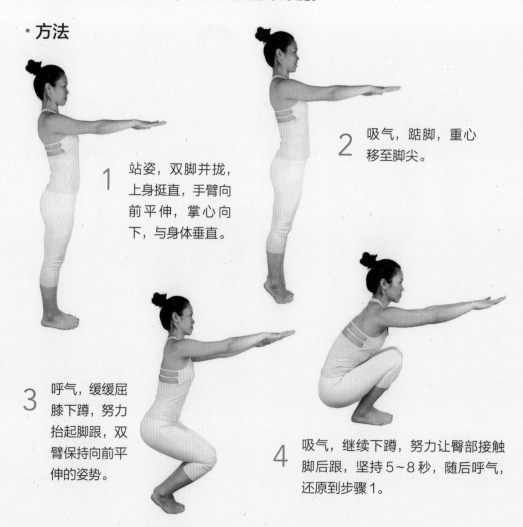

1 站姿，双脚并拢，上身挺直，手臂向前平伸，掌心向下，与身体垂直。

2 吸气，踮脚，重心移至脚尖。

3 呼气，缓缓屈膝下蹲，努力抬起脚跟，双臂保持向前平伸的姿势。

4 吸气，继续下蹲，努力让臀部接触脚后跟，坚持 5~8 秒，随后呼气，还原到步骤 1。

扶着椅子踢踢腿

功效：紧实腿部肌肉。

·方法

选择一把稳定性好的椅子，侧身站在其后，双手扶稳椅背，身体重心向椅背右侧倾斜，同时抬起左腿，脚尖向下绷紧，来回甩腿 30 下，然后换腿，重复动作。

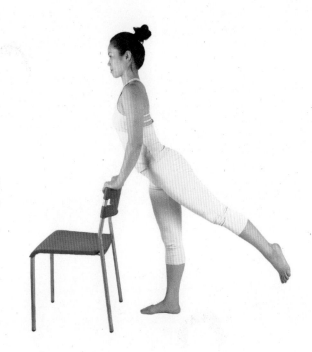

屈膝卷腹

次数：重复做 10～20 次，每做 5 次休息 15 秒。

功效：锻炼腹肌，练出平坦小腹。

·方法

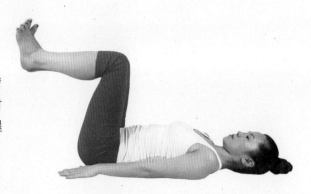

1 仰卧，身体保持平直，双臂放在身体两侧，吸气的同时缓缓屈膝，抬起双腿，小腿保持水平。

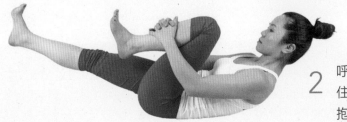

2 呼气，上身微抬，双手抱住左膝，右腿伸直，然后抱右膝，左腿伸直。自然呼吸，不刻意憋气。

单腿伸展

功效：紧实腿部肌肉。

·方法

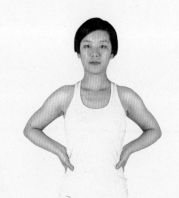

1 双脚并拢，挺直站立，手肘弯曲，大拇指在前，其余4指并拢在后，放在髋部两侧。

2 右脚向右侧迈出一大步，充分弯曲膝盖，完全伸直左腿，上身微微前倾，腰背挺直。

3 右腿蹬地，伸直右腿并起身。反复进行10次后，换另一侧腿练习。

侧举哑铃

次数：重复做 10 次。

功效：打造纤细美腿。

·方法

1 双腿开立，脚尖稍微朝外。

2 双手各持 1 个哑铃，手臂向前伸直。

3 慢慢弯曲膝盖，至自己能承受的最大范围。双手保持平举。

4 伸直双腿，同时降下手臂。

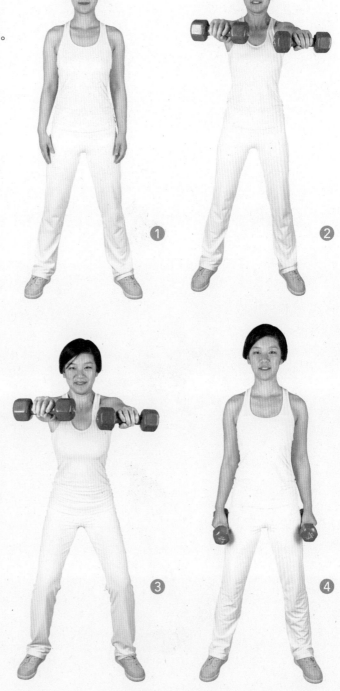

瘦腿按摩

次数：每天 1 次。

功效：有效瘦腿。

在按摩大腿时配合使用瘦腿精油或舒缓肌肉精油，效果更佳。注意要单向揉搓，不可来回搓。

> **天竺葵瘦腿精油配方：** 4 滴天竺葵精油 +5 滴丝柏精油 +20 毫升荷荷巴油
>
> **舒缓肌肉精油配方：** 5 滴丝柏精油 +6 滴迷迭香精油 +20 毫升甜杏仁油

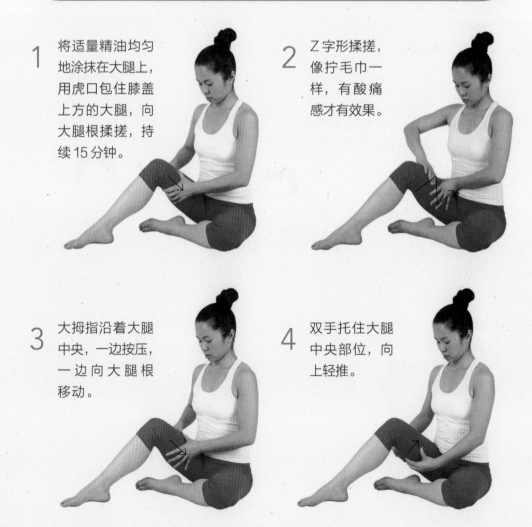

1 将适量精油均匀地涂抹在大腿上，用虎口包住膝盖上方的大腿，向大腿根揉搓，持续 15 分钟。

2 Z 字形揉搓，像拧毛巾一样，有酸痛感才有效果。

3 大拇指沿着大腿中央，一边按压，一边向大腿根移动。

4 双手托住大腿中央部位，向上轻推。

第7节

纤背动作

模仿划桨

次数：重复做 20 次，每做 5 次休息 15 秒。

功效：减掉背部赘肉，让脊背呈现线条感。

· 方法

1 坐姿，双腿伸直，上身挺直，想象自己双脚踩住船舷，双手握住船桨，向前摇动船桨。

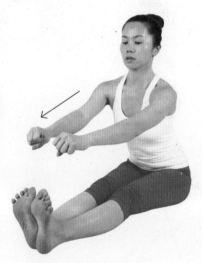

马大夫贴心话

建议放一首自己喜欢的音乐，随着时快时慢的音乐频率模仿划桨动作。做完模仿划桨运动后，可以做些强化背部深层肌肉的大幅度转体运动，注意双臂要随着身体自然摆动。

2 手臂向后摇动船桨，上身随之向后倾斜。

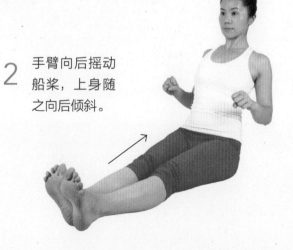

旋肩式

次数：重复做 10 次。

功效：锻炼背部肌肉，减少肩膀处赘肉，放松两肩关节，改善肩部酸痛。

· 方法

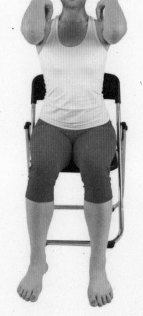

1 上身挺直，坐在椅子上，指尖轻轻放在肩部上方。

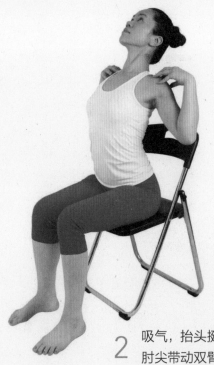

2 吸气，抬头挺胸，用肘尖带动双臂向后运动，双肩打开。

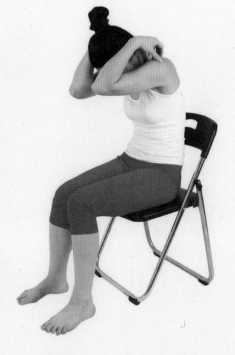

3 呼气，双臂向上、向前运动，前臂贴在头部，再向下、向后运动，循环绕肩 3 圈。然后调整呼吸，反方向绕肩 3 圈。

向阳式

次数：重复做 10 次。

功效：收紧背部肌肉，使背部更具支撑力，纠正驼背，改善背部僵硬。

·方法

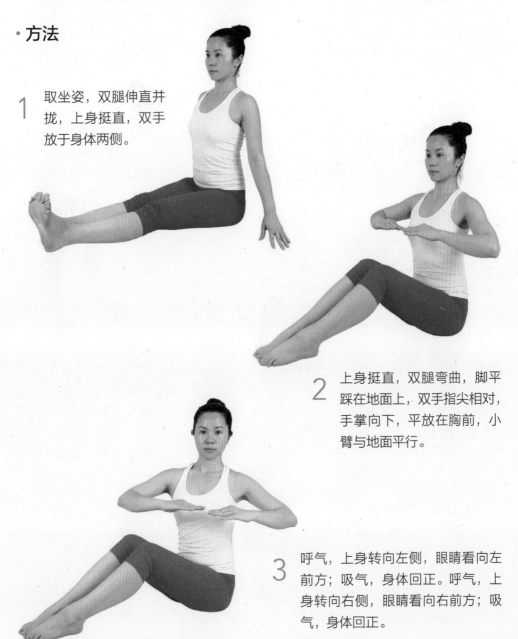

1 取坐姿，双腿伸直并拢，上身挺直，双手放于身体两侧。

2 上身挺直，双腿弯曲，脚平踩在地面上，双手指尖相对，手掌向下，平放在胸前，小臂与地面平行。

3 呼气，上身转向左侧，眼睛看向左前方；吸气，身体回正。呼气，上身转向右侧，眼睛看向右前方；吸气，身体回正。

直角式

次数：重复做 10 次，每做 2 次休息 15 秒。

功效：伸展背部肌肉，保养脊柱，促进背部血液循环，消除双肩僵硬。

·方法

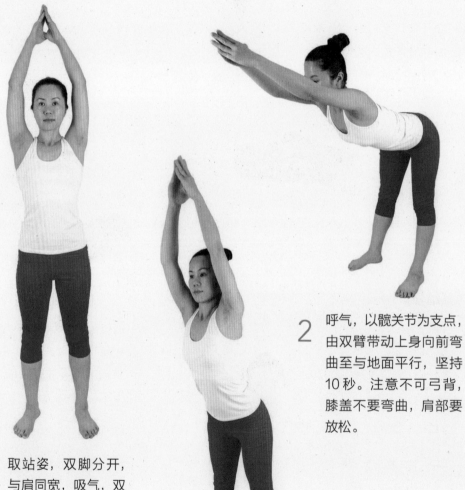

1 取站姿，双脚分开，与肩同宽，吸气，双臂从身体两侧向上打开，双手在头顶上方交汇，掌心相对。

2 呼气，以髋关节为支点，由双臂带动上身向前弯曲至与地面平行，坚持10 秒。注意不可弓背，膝盖不要弯曲，肩部要放松。

3 吸气，同时上身缓缓直立；呼气，双臂放回身体两侧。

虎式瑜伽

次数：重复做 10 次，每做 2 次休息 15 秒。

功效：拉伸背部，让脊柱更灵活。

· 方法

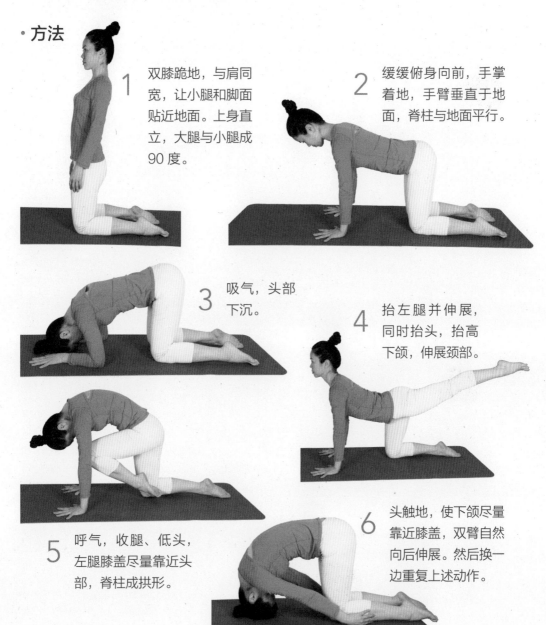

1 双膝跪地，与肩同宽，让小腿和脚面贴近地面。上身直立，大腿与小腿成90度。

2 缓缓俯身向前，手掌着地，手臂垂直于地面，脊柱与地面平行。

3 吸气，头部下沉。

4 抬左腿并伸展，同时抬头，抬高下颌，伸展颈部。

5 呼气，收腿、低头，左腿膝盖尽量靠近头部，脊柱成拱形。

6 头触地，使下颌尽量靠近膝盖，双臂自然向后伸展。然后换一边重复上述动作。

蝗虫功

次数：重复做 10 次，每做 2 次休息 15 秒。

功效：锻炼腰背部，消除腰骶部疼痛。

· **方法**

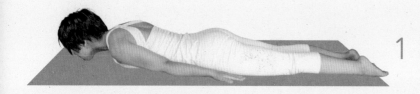

1　俯卧，双唇至下巴间的部位触地，双手放在体侧。

2　吸气，上身和双腿缓缓抬离地面。

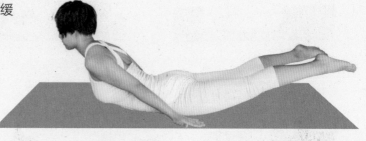

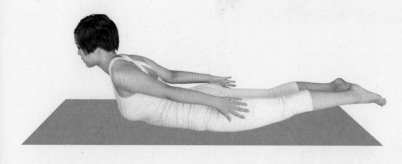

3　双臂用力抬起，腹部尽量离地。屏气，保持 5 秒钟。

4　呼气，放松。

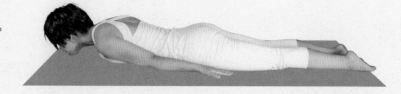

第**8**节

运动前后的拉伸

拉伸是在任何时间和地点都可以进行的简单而有效的运动。拉伸有很多好处，可以缓解肌肉疼痛，增加关节灵活度，促进血液循环，这些对于产后女性是非常有益的。

上肢拉伸

功效：预防上肢运动损伤。

·**方法**

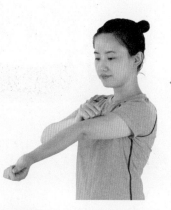

1 叩击双臂：右手握空拳，从左肩的肩峰下方开始向下叩击上臂屈侧和伸侧，重复20~30次。换左手叩击右手臂相同次数。

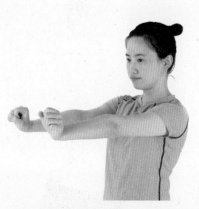

2 旋转手腕：吸气，两臂向前平举，握空拳，以手臂为轴，向内旋转拳头，然后向外旋转拳头，重复转动15~20次。

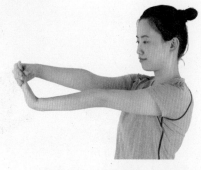

3 伸屈手腕：伸出左手，掌心向外，手指向上，用右手握住左手4指，向身体方向施力，维持15~30秒；然后将左手掌心向内，手指向下，右手按在左手掌背，向身体方向施力，维持15~30秒。换另一侧重复上述动作。

第7章 产后塑形·带你重塑健康好身材　　**189**

腰背部拉伸

功效：预防腰背部运动损伤。

·方法

1 搓腰伸腰：取坐位，双手搓热并握拳，紧按肾俞穴（第2腰椎棘突下，左右各旁开1.5寸处），稍停后用力向下搓至尾椎，来回按搓10次。收腹，双手举过头，反掌对扣，吸气，身体向左倾斜，呼气回正，换另一侧。重复做15次。

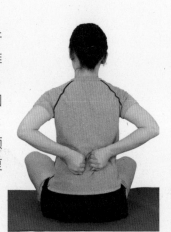
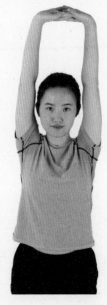

2 舒展腰部：取站位，收腹，右手扶椅，左手贴于头左侧。左腿向上抬，直到碰到左手肘。换右侧重复上述动作。重复做10次。

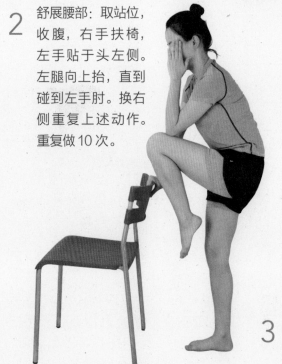

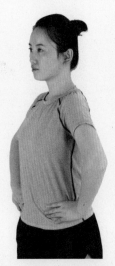

3 旋转腰部：取站位，双腿分开，双手叉腰，以髋为轴并左右旋转腰部，持续做5分钟。

4 收紧背部：取俯卧位，将左手和左腿同时抬起，使背部有紧绷感，呼吸 1 次，放下。换右手和右腿重复上述动作。重复做 15 次。

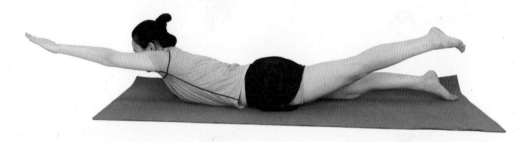

5 腰背离地：取仰卧位，屈膝，然后收紧腹部，抬起腿部，慢慢伸直双腿，使腰背部慢慢离地，保持 10 秒后放下，重复做 15 次。

6 叩背：取坐位，腰背自然挺直，闭目放松，双手握空拳，以适中的力度叩击脊背中央和两侧，自下而上，重复叩 10 次，然后从上到下再重复叩 10 次。

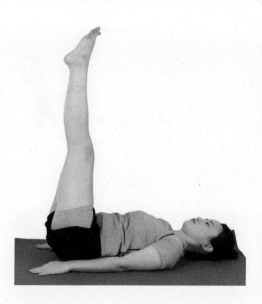

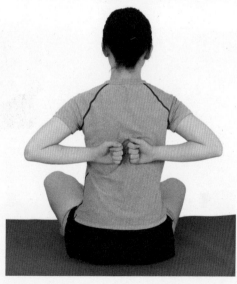

下肢拉伸

功效：预防下肢运动损伤。

· 方法

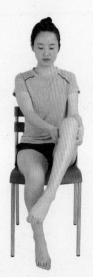
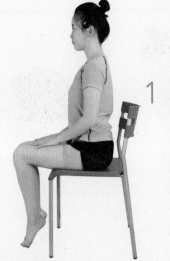

1 踮脚：取坐位，双手放于大腿上，踮脚，脚尖着地，收腹挺胸，吸气后双脚还原。重复做 20 次。

2 旋转腿部：取坐位，右腿着地，左腿以膝关节为轴，顺时针、逆时针分别转动 20 次，然后换右腿旋转。

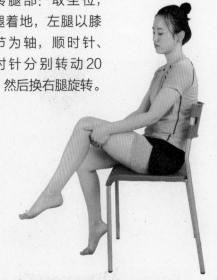
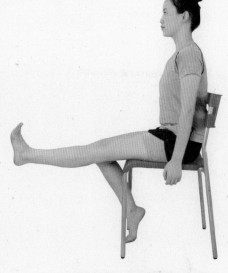

3 伸腿：取坐位，双手抱住左腿，吸气，左腿向前伸，呼气，将左腿收回，重复做 20 次，换右腿重复上述动作。

4 翻动足掌：取坐位，左腿伸直，前足掌上勾，向左右转动，重复做 10 次，换右腿重复上述动作。

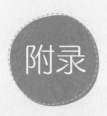

远离产后抑郁

· 什么是产后抑郁

一些妈妈分娩后会出现情绪低落、易哭泣、烦躁、沮丧、悲伤、自责、过度担忧婴儿健康等心理障碍，经常会失去自理能力和照顾婴儿的能力，陷入错乱或嗜睡状态，严重者甚至出现自杀或杀婴的倾向。这些都是产后抑郁的表现，属于产褥期精神综合征，通常于产后2周内开始，产后4~6周症状明显。

· 为什么会出现产后抑郁

一般认为，产后抑郁主要是内分泌和社会心理因素造成的。

神经内分泌因素

怀孕晚期，雌激素和孕激素明显增加，皮质醇和甲状腺激素也会增加，分娩后这些激素会突然减少，这一变化扰乱了大脑神经系统的传达，导致产后抑郁。

社会心理原因

分娩前心理准备不足、对妈妈的角色不适应、照顾婴儿过于疲劳、睡眠不足、夫妻情感不和、家庭经济状况差、婴儿健康问题等因素都会引发产后抑郁。

· 如何预防和调理产后抑郁

重视产褥期保健

怀孕和分娩无论是对妈妈的身体还是心理都会产生很大的影响，所以一定要重视产褥期保健和产妇的心理健康。对产程过长或有不良妊娠结局的产妇要给予更多的呵护和关爱，避免精神刺激。

学会调节情绪，坦诚告诉家人实情

产后妈妈要学会调节情绪，不要过于勉强自己，心情低落的时候可以和朋友聊聊天、听听自己喜欢的音乐、做些自己喜欢的事情，分散注意力。

如果自己无法排解不良情绪，不要闷在心里，可以将自己的情绪和感受坦诚地告诉家人，这样家人可以了解你需要什么，进而更好地帮助你。

不要对自己过于苛刻

孩子是父母爱的结晶，是妈妈身上掉下来的肉，孩子的健康问题会引起妈妈的极度关心和担忧。妈妈也会学习各种科学育儿的知识，但以科学育儿理念过分要求自己无异于自虐。照顾宝宝确实要精心、细心、用心，但也难免会有失误，这时妈妈不必过分自责，更不必因此焦虑。如果为此出现了焦虑症状，不妨放弃书本中的育儿知识，依照天性和心情照顾宝宝。

相信家人

很多妈妈总是担心丈夫和老人不能胜任照顾婴儿的工作，只有妈妈才能做到完美。其实这样的想法会让妈妈任何时刻都脱不开身，疲惫不堪。妈妈一定要相信家人，将一些事情放心交给家人，让自己得到休息和放松。

丈夫要给予妈妈足够的关心和体贴

丈夫的关心和体贴是帮助妈妈排遣不良情绪的良药。作为丈夫要多多关注妻子的心理健康，给予妻子足够的理解和关爱，发现妻子出现不良情绪时要积极、及时地进行疏导。另外，宝宝的出生在给爸爸带来幸福的同时也带来了压力，面对压力爸爸要控制自己的脾气，温柔和耐心地与家人沟通。

户外散心

如果身体允许，妈妈可以在合适的天气到户外散步，呼吸一下新鲜空气，环境的变化会让心情豁然开朗。

多吃让人快乐的食物

B族维生素是调节神经系统、构成神经传导的重要物质，可以缓解心情低落、食欲缺乏、身体疲乏等症状。牛奶、鸡蛋、谷类、深绿色蔬菜等都含有丰富的B族维生素。

富含钾离子的食物有助于稳定血压和情绪。绿色蔬菜、瘦肉、坚果、香蕉等都是不错的选择。

富含色氨酸的食物可以帮助情绪调节，例如牛奶、香蕉、葵花子、南瓜子、小米等。

另外，中医认为肝火旺盛、气血凝滞是导致抑郁的重要原因，可以喝一些枸杞百合粥、苦瓜粥等清热去火的粥类调节情绪。

及时进行治疗

产后抑郁很常见，据统计，有30%的妈妈会出现产后抑郁。如果妈妈的症状已经严重影响正常的生活，就需要尽快到医院就诊。在医生的指导下服用药物，并辅以心理咨询。产后抑郁症如果及时治疗，效果是相当好的。70%以上的产后抑郁症患者在适当的药物和心理治疗后，会在1年内治愈。

 马大夫贴心话

再次妊娠产后抑郁复发率高

曾经出现过产后抑郁的妈妈如果再次妊娠分娩，那么产后抑郁的复发率高达20%，这样的妈妈更要密切关注产后心理问题。